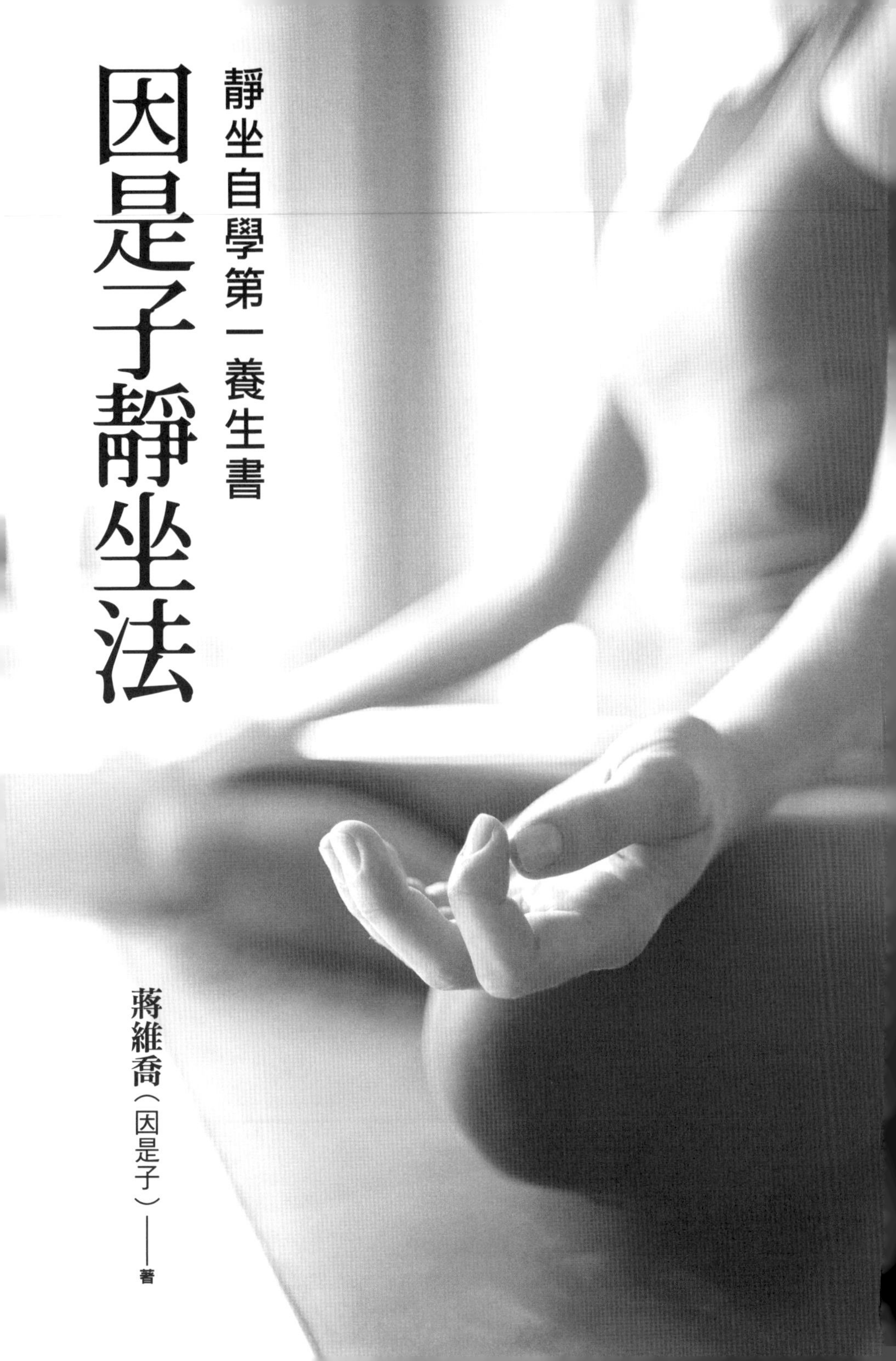

靜坐自學第一養生書

因是子靜坐法

蔣維喬（因是子）——著

目錄

因是子靜坐衛生實驗談　145

中國的呼吸習靜養生法——氣功防治法　183

實作指導　現代人的一日禪／龔玲慧　197

附錄　209

導讀

靜坐與正念是分心時代必備的國民素養

黃創華

時值立春，萬物蠢動，一年方始。

忙碌的你，有聽到那啾啾的鳥鳴嗎？

有看到那滿眼的嫩綠嗎？

有吸吐到那略帶涼意的清新空氣嗎？

如果沒有，要不要嘗試暫停一下雜錯迷亂的步伐，深吸一口氣回到當下，回到單純的現在，給自己幾分鐘……只要幾分鐘，靜靜地和身、心、環境如實的存在展現共處一會兒，重新感受生命的美好，讓身心在覺照之光內安頓！

靜坐即正念

從古至今，不同文化傳統領域，都很重視靜坐養身和養心智慧。而在步調快速卻容易分心、強調效率卻常常淪於窮忙瞎耗的現代社會，這一套法門更值得我們重新認識與學習。

或許有人會覺得，靜坐是很困難的一件事，但其實如上所述，回到當下，溫柔而開放地覺知身心境的自然展現變化，就是最初步的靜坐，也就是目前我們流行所說的「正念」（mindfulness）。

近三十五年來（編按：本文寫於二〇一五年），西方的正念治療與正念教育席捲全球，甚至被稱為「正念運動」或「正念革命」。你一定察覺，近年來幾乎報章雜誌處處談正念，機關學校人人討論正念。但正念到底有什麼功效呢？

西方科學界對於正念效益的研究分析，三十多年來，累積了數以千篇的實徵研究成果，歸納起來可以分為以下三個層面。

首先，正念有助於生理機能的舒活與調整；其次，正念有助於心理情緒的穩定與平衡；再者，正念有助於精神境界的淨化及提升。尤其前二者正念對身心調整的好處，西方研究著墨甚多，而生命境界的提升，在後續我們講到《因是子靜坐法》時，再詳盡解釋。

西方正念最早源自於醫療領域的開展，亦即緣自於對病苦眾生的不忍之心，例如「正念減壓」（Mindfulness-Base Stress Reduction，簡稱MBSR）課程創始人喬・卡巴金（Jon Kabat-zinn）博士曾說：「醫院是苦難的磁石。」他博士畢業後在醫院工作，日日接觸眾多的苦難而心生悲憫，想到在青年時代學習的正念禪修，曾使個人深受其益，因此歷經艱難，創發出簡單易行的著名八週課程，嘉惠了眾多受頭痛、高血壓、背痛、心臟病、癌症、愛滋病、腸胃病、睡眠失調、焦慮症和恐慌症等病症所苦的病人，減輕他們在治療期間所承受的痛苦，降低用藥劑量，縮短治療時程，並提升生活品質。

另外，還有修改自正念減壓的「正念認知治療」（Mindfulness-Based Cognitive Therap，簡稱MBCT），對於世紀之疾的憂鬱症頗見成效，大幅減少重度憂鬱症患者復發的可能性；「辯證行為治療」（Dialectical Behavior Therapy，簡稱DBT）則對邊緣型人格疾患的治療幫助甚大；「悅納承諾療法」（Acceptance and Commitment Therapy，簡稱ACT）的治療範圍非常廣泛，針對焦慮相關問題、強迫症、慢性疼痛、藥物濫用、飲食疾患、創傷後症候群、過動症等等都有幫助。

近年來，正念更延伸到非醫療領域的一般組織管理或幼兒保育與教育領域中，不管是小孩或老人，都有不同的技巧變化可以幫助他們學習正念。譬如當孩童情緒激動時，可以請孩子把注意力集中在呼吸上兩分鐘，他們就會慢慢穩定下來。而大一點的孩子，練習次數多了以後，有些可以自行發現呼吸急促或緩慢與個人的情緒狀態有關。能夠擁有這種第一手的自我知識，對孩子來說是無價的珍寶。

國外提供正念知識、參考文獻資料和正念教育課程訓練資訊的網站極多，英國國會議員甚至正式討論，要把正念做為基本的國民素養，準備立案在各級學校提供學生不同程度的正念課程。

蔣維喬和《因是子靜坐法》的起源

由上述的內容，不由得令人想起百年前也曾風靡一時的《因是子靜坐法》。作者蔣維喬生於一八七三年，卒於一九五八年，除了以養生家著名於世之外，也是中國近代著名的教育家、哲學家和佛學家，在近代思想文化界曾有著十分重要的影響力。蔣先生字竹莊，青少年時因主張「不主故常，而唯其是從之」而自號「因是子」，也即是本書書名的由來。教育方面，他致力於教育改革，在上海商務印書館編輯新教科書十餘年間，研究國外先進教育思想和方法，並貫徹於新編教科書和新制教育中，對中國教育制度的現代化貢獻卓著。在哲學、佛學方面出版過《中國哲學史綱要》、《楊墨哲學》、《宋明理學綱要》、《中國佛教史》、《佛學綱要》、《佛教概論》等影響廣大的著作。

蔣先生初學靜坐是因病發心。他自幼衰弱多病，而藥物治療有限，後來接觸中醫書中所載的道家大小周天之術，因此自創呼吸靜坐養生法，堅持鍛鍊，體魄才日益康健。本書即是他治病、養生而後及於生命修養的個人靜坐體驗實錄。

本書雖不像西方正念研究調查那樣具備龐大樣本、系統化運用統計分析所得，只能視為他的個人體驗分享。但他在長期靜坐歷程中，對身心變化的翔實紀錄，值得參考。後來出版重印數十次，暢銷全國乃至東南亞與歐美諸國，影響了上萬人，因其書而學習靜坐者眾多，抱持疑問而就教於他者也很多。而本書的「靜坐法問答實錄」對於一般初學靜坐者常見的疑問，具有豐富的記載。這些問題後來我在教導正念減壓課程中發現，學員的疑難雖多，倒也不出這些範圍。

蔣維喬所說的「靜坐」，其基本要義與當代正念大體上是相同的，但因為個人靜坐學習因緣殊勝，所以所學還涉及道家養生靜坐法門、漢傳佛教天台宗的止觀法門、東密法門與藏傳佛教的頗瓦法門及大手印法門，內容遠較當代正念學習更豐富複雜許多。

而蔣維喬對於靜坐的態度，實事求是、坦率開放，極為真誠。雖然靜坐之法古已有之，但誠如蔣先生所言：「專為方士所用，附會陰陽五行、坎離鉛汞諸說，其術遂涉於神祕，為搢紳先生所不道。夫世間事物，苟能積日力以研究之，必有真理存乎其間，本無神祕之可言。所謂神祕者，皆吾人為智識所限，又不肯加以研究，人人神祕之，我亦神祕之耳。」這和當代正念除了技巧創新與實務應用之外，更積極於實徵研究，甚至結合先進的腦科學研究，基本態度完全一致，也是為什麼能夠得到大眾信任與接納的最重要原因。

蔣先生曾自述：「自幼多病，消瘦骨立，父母慮其不育。年十二，即犯手淫，久之，夢遺、頭暈、腰酸、目眩、耳鳴、夜間盜汗，百病環生……偕兄弟遊於城東，中途輒足軟不能行，歸則一夜必盜汗六七次。」一個十三、四歲的人，連兩、三里路都走不到，身體瘦弱之狀可想而知。但在學習靜坐之後，卻能有如此成就貢獻，享壽八十六歲高齡，若非後來長久堅持不斷的靜坐之功，恐難辦成。

書中又有敘述，幸在青年時代「年十五六後，病益多，加以怔忡、心悸、潮熱往來等病。猶憶十七歲之春，每日午後身熱，至翌晨天明退熱，綿延至十八歲之夏方癒。長日與病為緣，益覺支離……久病之軀，以病為常事，以不病為變例，故雖病而讀書自若，於是體乃益弱，病乃益深……當病盛時，亦百般求治療之法……久而無效，亦厭棄之……道家大小周天之術，乃恍然大悟，稍稍習之，病良已。然無恆心，病作則懼，懼即習，病已則怠，怠則忘之。然自此知保貴身體，不加戕賊。自十九歲後，諸病雖未嘗離身，而較諸幼年時代，反覺康強矣」。

這段描述很有趣，對照現今很多學習禪修或正念課程的人，大多也是如此。包括我自己，大學時代就學過禪修，還參加過聖嚴師父親自主持的禪七兩次，身心、性格及生命體驗都很受用，然而也是修修停停。直到碰到大學時代晨曦社學長，即後來出家的果煜法師耳提面命，才定下心來，日日不斷，禪修的受用處綿延不絕。曾有同樣教導正念減壓的朋友分享，許多重症病人在練習正念後，身心復原良好，部分人經此生死邊際的經歷衝擊，病後反思，而達人生新境，學會保持正念的態度過日子，但也有人好了瘡疤忘了疼，舊習不改，對病情控制就不理想。所以，這裡很想與讀者分享，學習靜坐或正念並不只是一個技術而已，而是要透過靜坐或正念，體察背後蘊藏的生命態度，並日日習之才好。

蔣先生「年二十二娶妻以後，自以為軀體較健於昔，靜坐之術，即委棄不復為，而又不知節欲，於是舊時諸疾俱作，加以飲食不節，浸成胃擴張病，食管發炎如熾，益以嘈雜，時時思食，食至口又厭不欲食。友人多勸余靜養，余猶以為無傷也，遲回不決。至己亥之春，仲兄岳莊，以患肺疾死。其明年庚子，余亦得咳嗽疾，未幾，即咯血，服舊醫之湯藥，病轉劇，三月不癒，乃大懼，恐蹈亡兄覆轍。於是屏除藥物，隔絕妻孥，別居靜室，謝絕世事，一切不問不聞，而繼續其靜坐之功。時年二十八也」。自此以後先生之靜坐即無中斷矣，初時每日四座，每座一至二鐘點，因此漸漸入於佳境，即使後來工作繁忙，終身亦維持早晚兩次的靜坐。所以，雖然先天體質不良，但到後來「從此舊疾永不復發。每與友人登山，輒行山路數十里，不稍倦」，實乃堅持之功也。這是我們現在學習正念者應該要注意的要點。

學習靜坐和正念的態度

綜上所述，我們要發展適合現代人的靜坐或正念課程，應具備以下四個態度。

一、不尚玄虛：不要附會於形而上的玄學，而要在實際身心現象中去研究。

二、實驗精神：雖當代正念研究運用許多科學儀器與統計方法，與蔣先生的親身驗證方式不盡相同，然重實驗精神則無二致。而蔣先生在本書中翔實誠懇的紀錄資料，因為每個人的身心狀況不同，靜坐過程亦必不同，所以雖不能當作通則，但身心變化之細微處，反而更有益於實修過程的參考。以當代科學來說，西方正念多以量化資料呈現，蔣先生則是把靜坐過程的主觀體驗，轉化做質化資料的表現，兩者相輔，正好可以做量化與質化的相互參照。因此靜坐研究若能主客觀資料並陳比較，將會更理想。

三、不自密藏：靜坐科學要能進步，必須公開討論與研究。蔣先生批評自古即有的文化寶藏不能普及，實來自於「間嘗默察吾國民之根性，凡一切學術，以及百工技藝，苟有超絕恆蹊者，往往自視為祕法，私諸一己，不肯示人，以為公同研究。自古至今，卓絕之藝術，坐是而不傳者，蓋亦夥矣……內功（即靜坐），其粗者為可卻病，精者乃可成道。然亦以自祕之故，不肯公同研究，卒至流為怪誕，趨入異端。今日本人得其術，加以研究，創為靜坐法。彼國人自大學講師、學生、軍人、老、幼、男、婦，多起而效法之。且學校有以之加入課程，大學學生更有聯合為靜坐會者。嘻！何其盛歟！而我國人則何如也。夫非以自祕之故而失其傳耶！亦可慨矣」。今日西方正念亦是託公開研究討論之功，方能盛行如是。文化寶藏本應是公共財，當做私密以圖個人小利，實不可取啊！

四、簡單易行：靜坐的入手是很簡單容易的，蔣先生在書中提到的呼吸法門，也是自古有之。然而書中舉出的方法太多太雜，對於初學者，我只建議「自然呼吸法」，而且不要刻意加深、加長或加細呼吸，就是**完完全全的放鬆，並一任自然**，日久自然呼吸會變深長細。若要學習書中所提到，任何需要稍加「作意」、「導引」的方法，建議還要請有這方面經驗的資深者指導或從旁諮詢才好。目前西方正念教導的方式都是完全自然的，並且非常簡單，也不會有任何危險。練習者不宜對本來很自然的身心變化，加以怪力亂神的胡亂詮釋，否則反而會造成自己的障礙。

當代正念的定義非常簡單，即是**特意的注意分分秒秒，展現在當下經驗而不帶批判性的覺察**（the awareness that emerges through paying attention on purpose, in the present moment, and nonjudgmentally to the unfolding of experience moment to moment），練習要點則是**持續不斷、時時不忘當下最大的身心動作**，所以也不是如靜坐字面暗示的，非要坐著才能練習。其實平常行、住、坐、臥，都是練習的好時機。譬如正念呼吸時，不忘於注意呼吸的進出長短等；正念走路時，不忘於注意身體動作的變化；正念吃飯時，不忘於注意咀嚼的動作和不同食物在口腔中的軟硬、溫度、乾溼等。這也是蔣先生在書中強調的「念茲在茲」。

也許有人會懷疑，這麼簡單的練習，到底能產生什麼樣功效呢？方法簡單雖簡單，但如果你能念茲在茲，功效日久自顯。

且讓我舉個實例說明，有個讀醫學院五年級的學生，學習正念減壓課程，因為正處於實習最忙碌的階段，沒有太多的時間能夠練習。但有一天他突然注意到，醫院的電梯總是很慢才來，以前在等電梯時經常感覺心煩氣躁，但學過正念後，他發現即使再煩，電梯也不可能因為一己的焦躁而快一點到達，所以將每一次等電梯的空檔，規畫成正念呼吸的美好時刻，久而久之，心情常保平靜。他還提到，原本常因為實習中組長沒交代清楚事情而令他不悅，但學過慈心正念之後，反思組長在繁忙中還要努力照顧大家，很不容易，從此不但不再生氣，反而時常主動查看是否需要幫忙，並感受到老師、學長姊的指導和善意，心中充滿感恩，實習生活也變得快樂起來。

超越宗教的靜坐和正念

因為蔣先生書中提到的靜坐，來源於儒釋道傳統，而西方正念也和上座部佛教、禪宗有關聯，所以可能有人會擔心，靜坐與正念是否和宗教有關？但仔細考察上述的正念定義，你會發現與其說靜坐和正念具有宗教性，不如說它更符合心理學。

正念是指以特殊的方式專注，以開放、好奇、不批判的態度察覺身心，欣賞當下，無論美、醜，無論愉悅或不愉悅，都不批判地接受這份感受，並進入察覺。它不包含價值判斷，無論現象本身是正向或負向，就只是察覺。

所以它是無論有無宗教信仰的人們，都能學習並受益的。

當然，它也可以做為各宗教在各自價值體系中對終極關懷的基礎修練，並結合源自宗教的其他重要層面。正念認知治療創始者之一，也是英國正念運動主要推手的馬克・威廉斯（Mark Williams）博士，本身也是高階的神職人員，並且正在撰寫一部有關基督徒正念的書！而我有很多學習甚至教導正念的朋友們，也是基督徒。他們告訴我，在經過正念的練習體驗後，對《聖經》某些章節的體會更加明顯，還說基督徒的放下與交託，本身就頗有正念的精神，但在更進一步的階段，他們不會讓心念只是來來去去，完全不管它，而是會在靜默、祈禱、省思《聖經》時，讓上帝的話語或聖靈進入內心。而佛教徒也可以在西方正念的基本練習下，加入原有的四聖諦或八正道的完整脈絡。其他智慧傳統亦當如此。這樣不管宗教徒或非宗教徒，都能依靜坐或正念達到精神境界的淨化及提升。

除此之外，在傳統文化寶藏中，還可以提煉出安全而有效的技術功法，整合在現有的正念課程中，創發出更多裨益當代人的簡單易行課程。譬如，蔣先生書中所描述的很多身體變化，其實是來源自傳統中醫或道家修練的經脈學說，簡易者如流傳在民間許多伸筋拔骨、有益身心卻很安全的動作，實可替代西方正念課程中的正念瑜伽。而我自己對於某些有睡眠困擾的學員，會特別教導他們兩、三種加強下肢動作又結合身體掃瞄的練習，效果幾乎是立即可見的。

蔣先生此書中的內容豐富、層次多元，才疏學淺如我者，只能略盡拋磚引玉之微力，而還有更多寶藏，希望有心的有力人士能多加探討發掘研究，並整理成利益當代世人的種種系統課程。這將是古老文化傳統之福，也是世間眾生之福。

因是子靜坐法

敘

靜坐法，即古之所謂內功也。古者養生之術，本有外功、內功二者。醫術之藥餌鍼砭，治於已病；養生之外功內功，治於未病者也。自後世失其傳，習外功者多椎魯而無學；而內功又專為方士所用，附會陰陽五行、坎離鉛汞諸說，其術遂涉於神祕，為搢紳先生所不道。夫世間事物，苟能積日力以研究之，必有真理存乎其間，本無神祕之可言。所謂神祕者，皆吾人為智識所限，又不肯加以研究，人人神祕之，我亦神祕之耳。

余自幼多病，屢瀕於死，弱冠以前，即研究是術。庚子之歲，乃實行之。以迄於今，未嘗間斷，蓋十八年矣。不特痼疾竟瘳，而精神日益健康。久欲以科學的方法，說明是術之效用；顧以未肯自信，操筆輒止。非敢自祕，將有待也。

近聞日本岡田虎二郎、藤田靈齋，均倡導靜坐法，其徒皆有數萬人。岡田之徒，著《岡田式靜坐法》；藤田自著《息心調和法》、《身心強健祕訣》二書，風行一時，重版皆數十次。余取而讀之，則慨然曰：「是吾國固有之術也！岡田、藤田之書，平實說理，不為神祕之談耳。唯其說能本乎科哲諸學，乃異於吾國古書所云。余於是乃不能自已矣。」一間嘗默察吾國民之根性，凡一切學術，以及百工技藝，苟有超絕恆蹊者，往往自視為祕法，私諸一己，不肯示人，以為公同研究。自古至今，卓絕之藝術，坐是而不傳者，蓋亦夥矣。東鄰之民則不然，得吾一術，必公同研究之，其結果且遠勝於我，我方且轉而取法之矣。如吾國之外功，其粗者為八段錦，精者為拳藝。然以自祕之故，不肯公同研究，卒至習者無學，學者又莫之能習。迨明季有陳元贇其人者，流亡至日本，以是術傳福野七郎左衛門等，彼國人起而研究之，至今蔚成柔術，而我國之拳藝如故也。內功，其粗者為可卻病，精者乃可成道。然亦以自祕之故，不肯公同研究，卒至流為怪誕，趨入異端。今日本人得其術，加以研究，創為靜坐法。彼國人自大學講師、學生、軍人、老、幼、男、婦，多起而效法之。且學校有以之加入課程，大學學生更有聯合為靜坐會者。嘻！何其盛歟！而我國人則何如也。夫非以自祕之故而失其傳耶！亦可慨矣。

余之為是書，一掃向者怪異之談，而以心理的、生理的說明之。凡書中之言，皆實驗所得，於正呼吸法，亦兼採岡田之說。至於精之成道，則屏而不言。以余尚未深造，不敢以空言欺人也。抑吾國之民性，至今日浮動甚矣，一事當前，多不能體察其理，為盲從，為被動，一鬨之市，有初鮮終，民性如此，國幾不國矣。以靜坐之術救之，其諸為扁盧之良藥歟！吾將以是書卜之也。

民國六年冬月因是子識

原理篇

人類之根本

老子之言曰：「夫物芸芸，各復歸其根。」此言萬物之各有根本也。相彼草木，由胚而芽，由芽而幹、枝、莖、葉，暢茂條達，小者尋丈，大者干霄。問其何以致此？孰不曰根本之深固乎！蓋草木之根本敷暢，斯能吸收土中之養料，以運行於幹、枝、莖、葉，而遂其生成，此人人所能知也。然則人類之生，幾萬億年，發達至今，自其大者觀之，亦萬物之一耳。既有生命，必有根本，無可疑也。草木之根本，人人能知之能道之，人類之根本何在，則知之者鮮矣。雖然，不難知也。物之生，其始皆為細胞，人由女子之卵細胞，與男子之精細胞，結合而成胎，猶草木之胚也。胎在母體中，其初生也，一端為胎兒，一端為胞衣，而中間聯以臍帶；孕育十月，至脫胎以後，而臍帶方落。以此推之，可知人類胎生之始，必始於臍，臍即為其根本。培養草木之根本，則以肥料溉壅之；培養人生之根本，當以心意之作用溉壅之。靜坐者，即使吾心意得行其灌溉之時也。

全身之重心

人生之根本在臍，吾即言之矣。古之有道之士，蓋早知之，故有修養丹田之法。丹田者，亦名氣海，在臍下腹部是也。顧吾之為是書，意在發揮平素之心得，以論理的記述之，絕不願參以道家鉛汞之說，故不取向者丹田之名稱，而名之曰重心。物理學之公例，凡物重心定則安，重心偏則傾。百尺之塔，凌雲之閣，巍然獨峙而不欹者曷故？曰：唯循重心之公例故。悲哉，世俗之人，不知反求其根本，而安定其重心，終日營營，神明憧擾，致心性失其和平，官骸不能從令，疾病災厄，於焉乘之，殊可憫已。

靜坐之法，淺言之，乃凝集吾之心意，注於重心之一點，使之安定。行持既久，由勉強幾於自然，於是全身細胞，悉皆聽命，煩惱不生，悅懌無量。儒家之主靜，老氏之抱一，佛家之禪觀，命名各異，究其實，罔非求重心之安定而已。

靜坐與生理的關係

人體之構造，複雜精妙，實有不可思議者。今日科學雖發達，於此學尚只窺其途徑，未能造其極也。請就生理學上言之：吾人全體機關之最大作用，首在生活。即攝取體外之滋養質，供給於體內各機關，排洩體內之廢料於體外而已，是名新陳代謝。新陳代謝之作用，無一息停止，司其樞紐者，厥唯循環器。循環器，包括心臟、脈管、淋巴腺而言，所以運行血液於全身，循環不已者也。心臟有四房，為發血器官；脈管有動脈、有靜脈；淋巴腺遍布全身，與靜脈並行，一面吸收營養物，輸送於動脈管，一面攝取老廢物，達於靜脈管。血液之循環，全恃呼吸。呼出炭酸氣，吸進氧氣，使靜脈中紫血變為紅血輸入動脈。此循環約二十四秒時，全體一周，一晝夜三千六百周；吾人呼吸次數，一晝夜二萬餘次，所吸清氣，共三百八十餘方尺；每人體中血液，平均以二升五合計，所澄之血，有一萬五千餘斤。如此偉大之工作，吾人初不自覺也。運行之速如此。若呼吸合法，血液無阻滯，則身體健康；一有阻滯，則各機關受其病。各機關或有損傷，亦能使血液阻滯而生病。

血液停滯，百病遂生，其原因有種種：

一，呼吸不合法，不能盡吸養吐炭之功用；

二，常人全身血量，半儲於腹部。腹力不緊，恆多鬱血，使他部失調；

三，內臟器官，屬交感神經所管轄，不能直接達於大腦，在生理學上謂之不隨意筋。言其作用，雖在人之睡臥時全身靜止，亦不稍停，不能以人之心意左右之，故其阻滯而病，人每不及預防；

四，心臟跳動時，於動脈之發血接近而有力，至靜脈管，則自頭部及四肢迴血入心，心臟跳動之力所及甚微，故亦易停滯。

是故人身之血液，正猶社會之金融，利於流通。金融停滯，社會必起恐慌；血液停滯，人身必生疾病，然吾人每不及預防。衛生家只能用清潔、運動、多得日光空氣等法，輔助其運行而已。唯靜坐之法，使重心安定於下部，宛如強固之中央政府，得以指揮各機關。呼吸因練習而調和。藉呼吸之功用，使橫膈膜上下動作，腹力緊湊，可逐出腹部之鬱血，使返心臟，復由心臟逼出鮮血，輸送全身。呼吸功深，增加內臟感覺，使不隨意筋亦能盡其作用，而心臟之跳動，亦自然循序而有力。如是血液循環，十分優良（詳後經驗篇），新陳代謝作用圓滿，即不致生病。偶有疾病，亦能預先知之，使之不久復元。治病於未發之先，較諸已病而汲汲求治者，其效不可同日而語也。

靜坐與心理的關係

人身有肉體與精神兩方面，而其不可思議處，多在精神方面，此宗教及哲學所由起也。持極端唯物論者，則謂吾人心意之作用，不過有生以來經驗之跡象，印於腦中者，恆隨肉體以俱盡，殆不承認有精神界；持極端唯心論者反之，謂世界一切，皆由心造，無心則無物，是皆陷於一偏之見。

究之心身兩方面，不可偏廢，而心意尤能影響於肉體。概而論之，其例實多：愧恥內蘊則顏為之赤，沉愁終夜則髮為之白，此精神之影響於形體一也；愉快時則五官之所見所聞皆美，悲哀時則否，此精神之影響於形體二也；快感起時則食欲增進，不快之時則食欲減少，此精神之影響於腸胃也；憤怒嫉妒等不正感情起時，能使血液及各部組織中發生毒素，此精神之影響於血液也。至若催眠術之利用暗示，使被術者執熾熱之火箸，而告之曰「不熱」，執者即不覺其苦，並肌膚不少變者，其例又不勝枚舉也。精神之能左右肉體，從可知矣。

世人不知此義，心戰於內，物誘於外，全體精神，既妄想顛倒，渙散而不統一，不能宰制肉體。於是肉體則徇種種嗜好，戕賊其生機。心與形日離，遂生百病，甚且夭折，比比然也。靜坐者能萃全身精神而統於一，天君泰然，百體從令，自然體氣和平，卻病延年。一者何？即重心之謂也。

重心即身心一致之根本

重心於生理方面，能使血液運行優良；在心理方面，能使精神統一，是知身之重心，即心之重心，不能有所區別。是故重心安，則身之健康，心之平和，同時併得；重心不安，則身之健康，心之平和，同時胥失。世人妄生分別，鍛鍊肉體者，忽於精神之修養；修養精神者，則又輕視夫肉體之鍛鍊，皆不察之過也。盍於身心一致之根本，加之意乎。

靜字之真義

地球繞日以行，動而不息，吾人棲息於地球上，亦隨地之動以為動。然則宇宙萬有，唯一「動」字可以概之，安所謂靜耶？故動靜之真義，未可以常說解之。

吾之所謂動者，乃吾人自己有所動作，反乎地球行動方向之謂；吾之所謂靜者，即吾人自己無有動作，合乎地球行動方向之謂。蓋地球之行動，吾人毫不能感覺者也。靜之至，斯能造乎毫不感覺之域，而與地之動一轍矣。

靜坐中安定重心之現象

重心之安定，前既言之，然靜坐時如何現象，不可不一述。

重心安定在臍下之腹部，其初藉調息之法（詳方法篇），俾全身血液運行之力，集中於茲。臍下腹部膨脹，富於韌性之彈力，是為重心安定之外形。至其內界，則體氣和平，無思無慮，心意寂然，注於一點，如皓月懸空，潔淨無滓，是為重心安定之內象，唯靜坐可以得之，其妙有不可言喻者。

形骸之我與精神之我

人身有肉體精神兩方面，故有形骸之我與精神之我。常人牽於耳目口體之欲，只知形骸之我，遂不見精神之我。重心擾亂，上浮於胸，全身機關，失於調節，輕則罹病，重則死，死時氣必逆壅，即重心上塞也。從事修養者，肉體與精神固宜兼顧，然吾見世之體育家，鍛鍊筋肉，極其強固，一旦罹不測之病，莫之能禦，甚且成為廢人者有之。

而禪師或哲學家，鍛鍊心意，能藉修養之作用，驅除病魔，雖軀體孱弱，而卒能壽及期頤者，往往而然。可知精神之我，其能力有遠過於形骸之我者矣。

靜坐之法，使重心安定，可以合形神為一致，而實則能以神役形。每日按時行之，毋使間斷，亦可名之為精神體操。

方法篇

原理既明，宜詳方法。靜坐之方法，有兩大要件：一端整姿勢；二調節呼吸。此為入門之緊要關鍵，今依次說明之。

甲、姿勢

靜坐前後之注意

一、備靜室一間，或即用臥室，開窗闔戶，不使他人來擾。
二、製軟厚之褥或墊，備久坐之用。
三、入坐前解衣寬帶，使筋肉不受拘束。
四、平直其身，脊骨不曲，端正就坐。
五、靜坐畢，宜徐徐張眼，及舒放手足，切勿匆遽。

靜坐時之兩足

一、盤足而坐，既以左脛加於右脛之上，復以右脛互加於左脛之上。俗稱為雙盤膝，佛家謂之趺坐，乃盤膝之最完全者。論其作用，則如此姿勢，兩膝蓋必皆緊著於褥，全身筋肉，如弓之伸張，坐時自然端直，不致前後左右欹斜。然初學者不易仿效，年齡較長，學之更難，故不必勉強。

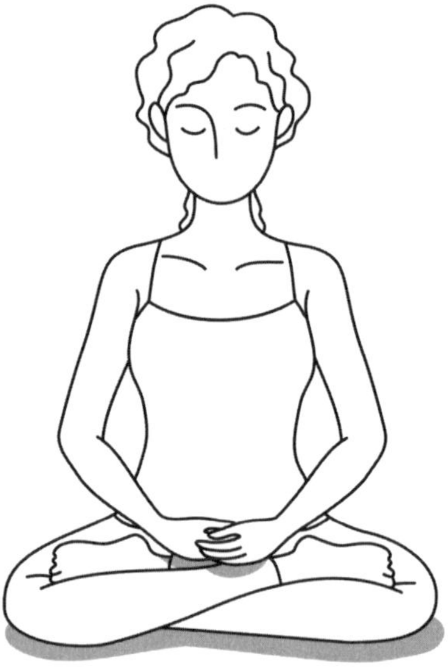

雙盤膝姿勢

二、盤時或以左脛加於右脛之上，或以右脛加於左脛之上，均可隨人之習慣。俗稱為單盤膝。此式較雙盤膝有缺點：如左脛加於右脛之上，則左膝蓋必落空，不能緊著於褥，坐者身易向右傾斜；右脛加於左脛之上，則右膝蓋必落空，不能緊著於褥，坐時易向左傾斜。初學者不能雙盤，自以單盤膝為宜，唯須注意姿勢端直，身不傾斜，其功效一也。

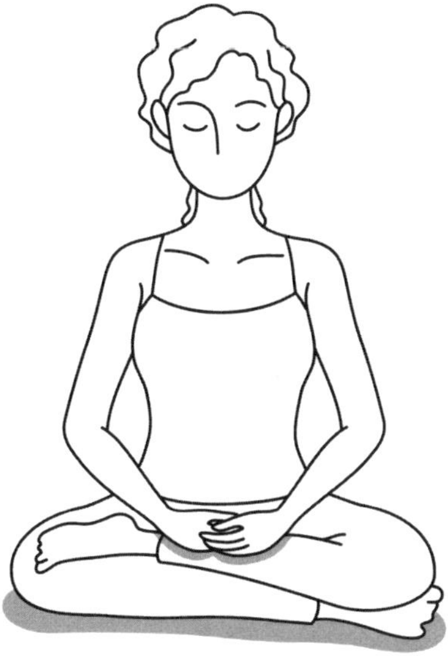

單膝盤姿勢

三、兩股交叉如三角形，股之外側，緊著於褥上，重心自然安定於臍下（此指雙盤言之，若單盤，只有一邊緊著於褥）。

四、初習盤足時，必覺麻木，可忍耐之，久則漸臻自然。

五、麻木不能忍者，可上下交換其足；如再不能忍，則暫弛之，待麻木既去，再返坐。

六、如能十分忍耐，任其極端麻木，則麻木之後，自然能恢復原狀。若經過此階級者，盤坐時即永不再麻矣。

靜坐時之胸部、臀部、腹部

一、胸部微向前俯，使心窩降下。心窩降下者，即使橫膈膜弛緩也。胸內肺與胃之間，有橫隔膜，恰當外部兩肋間凹下處，稱為心窩。常人之重心，不能安定，其氣上浮於心窩。初學靜坐時，常覺胸膈閉塞不舒，即心窩不能降下之證。必時時注意於下腹，使橫膈膜弛緩，心窩處輕浮而不著力，久之自能降下，而重心方得安定。

二、臀部宜向後稍稍凸出，使脊骨不曲。脊骨之形，本三折如弓，在臀部處，略向外彎，故坐時臀部宜凸出。然不可有意用力外凸，循其自然之姿勢可也。

三、腹之下部宜鎮定。鎮定下腹，即所以安定重心，然亦非有意運力入腹，乃集中心意於下腹部也。宜先掃除他種雜念，而專注一念於臍下一寸三分之地位，重心自然鎮定。

靜坐時之兩手

一、兩手輕輕交握，貼於小腹之前，垂置小腿上。

二、交握之法，以一手輕握他手四指，兩拇指結成交叉之形。

三、或以左手握右手，右手握左手，均各隨意。

四、兩手交握垂下處所，各隨人之肢體所宜，或在腹下，或在股上，不必一定。

五、兩手下垂及交握之指尖，當悉任自然，不宜些須著力。

靜坐時之顏面、耳、目、口及呼吸

一、頭頸正直，面宜向前。

二、兩耳宜如不聞。

三、眼宜輕閉。亦有主張兩眼微開者，此名垂簾。大抵坐時易於昏睡者，宜用此法。若不昏睡，以閉為宜，蓋閉則心靜也。

四、口宜噤，舌抵上顎。舌抵上顎，亦是使筋肉團結之意。

五、呼吸宜用鼻，不可開口（詳後）。

靜坐時之心境

一、宜一切放下，勿起妄念。吾人之意識界，恰如舞台，各個觀念，恰如優伶，倏起倏滅，時時隱現於舞台中，無剎那之停止。故欲妄念之不起，極為難事。唯注意之一點愈明顯，則其他之觀念愈伏藏。故能注意於重心之一點，則妄念自漸漸消除。

二、用返照法，使妄念自然不生。前言勿起妄念，然勿起云者，亦即一妄念也，故莫如用返照法。返照法亦可謂內視術，常人兩目之所視，均注乎外物，罔有能返觀其內者。靜坐時閉合兩目，返觀吾之意識，先將妄念之起滅，頭緒理清，甲念起則返照之，不使攀援，則甲念空；乙念起，亦返照之，不使攀援，即乙念空。正其本，清其源，久之則妄念自然不生。

初學靜坐者，往往有一種謬誤之見，恆云：「未學靜坐，妄念反少；一學靜坐，妄念反多。」此實誤解。蓋吾人念念起伏，妄念本多，未習靜者，乃不自覺，及習靜後，始能覺之，此實自覺之第一步。由此用返照法，反覆練習，則妄念自漸漸減少，絕不宜因妄念之多而自晝也。

三、靜坐本可以消除疾病，增進健康，然此等要求癒病及健康之觀念，亦宜屏棄勿思。

四、當純任自然，勿求速效，宜如一葉扁舟，泛乎中流，棄櫂捨帆，任其所之。

五、靜坐時兩目閉合，猶可不見外物，唯外界之音響，接於兩耳，心中即生妄念，最難處置。故宜收視返聽，雖有音響，置諸不聞，練習既久，能養成泰山崩於前而不動之概方可。

六、靜坐者宜如宗教家，具有信仰之心。初習時往往反覺心中苦悶，必堅定不移，繼續行持，久乃大效。有效與否，全視信仰。

靜坐之時間

一、靜坐之功候，到極深處，則應終日行、住、坐、臥念茲在茲方可。然初習時不可不規定時間，以早晨起床及晚間就寢前各坐一次為宜，否則每日至少必有一次靜坐。

二、每次靜坐之時間，固愈長愈妙，然不必有意求長，當聽其自然，能坐至三十分鐘，日久繼續不斷，則其收效已不少矣。

三、事繁之人，每次靜坐以四十分為宜，能延長至一時間更妙。

四、時間不論早晚皆宜。若每日只能坐一次者，以早晨起床後為佳。

五、每晚就寢前，能為十五分或二十分之短時間靜坐，頗有效。總之以起床後之靜坐為主，就寢前之靜坐副之可也。

六、早起先在床，撫摩上下腹，調整呼吸（法詳後），次通大小便，次盥漱，然後靜坐。靜坐總以便後為宜，然因各人習慣不同，早晨或有不能大便者，則亦各從其習慣可矣。

乙、呼吸

呼吸與吾人生活機能，關係重大。一般人但知飲食所以維持生命，不飲不食，即將餒死，初不知呼吸比飲食為尤要也。蓋飲食，必須金錢可易得之，而不用勞力，即不能得金錢，故覺其可貴。若呼吸，則攝收大氣中之空氣，取之無盡，用之不竭，不必以勞力金錢得之，故不覺其可貴耳。然人若斷食，可至七日不死，若一旦閉其口鼻，不使呼吸，則不逾時即死，是呼吸之於生命，比飲食重要之明證也。

今欲研究呼吸之方法有兩種：一曰自然呼吸；一曰正呼吸。以下分別言之。

自然呼吸

一呼一吸，謂之「一息」。呼吸機關，外為鼻，內為肺。肺葉位於兩胸間，呼吸時，肺部張縮，有天然之軌則。常人之呼吸，多不能盡肺之張縮之量，僅用肺之上部，而肺之下部幾完全不用，因此不能盡吐炭吸氧之功用，致血液不潔，百疾叢生。此皆不合自然之呼吸也。

自然呼吸，亦名腹式呼吸，一呼一吸，皆必達於下腹之謂也。在吸息時，空氣入肺，充滿周遍，肺底舒張，抑壓橫膈膜，使之下降。斯時胸部空鬆，腹部外凸。又呼息時，腹部收縮，橫膈膜被推而上，上抵肺部，使肺底濁氣外散無餘。要知呼吸作用，雖司於肺，而其伸縮，常依下腹及橫膈膜之運動，斯合乎自然大法，能使血液循環流暢。吾人不但於靜坐時須用此法，實則行、住、坐、臥宜常行之。今舉調節方法如下。

一、呼息時，臍下腹部收縮，橫膈膜向上，胸部緊窄，肺底濁氣，可以擠出。

二、吸息時，自鼻中徐入新空氣，充滿肺部，橫膈膜向下，腹部外凸。

三、呼息吸息，均漸漸深長，達於下腹，腹力緊而充實。有人主張吸息送入下腹後，宜停若干秒者，此名「停息」，以余之實驗，初學者不宜。

四、呼吸漸漸入細，出入極微，反覆練習，久之自己不覺不知，宛如無呼吸之狀態。

五、能達無呼吸之狀態，則無呼息，無吸息，雖有呼吸器，以無所用之，而氣息彷彿從全身毛孔出入，至此乃達調息之極功。然初學者，不可有意求之，須聽其自然，至要。

正呼吸

正呼吸亦名「逆呼吸」，其主張呼吸宜深宜細，宜達腹部，皆與自然呼吸同。唯呼吸時腹部之張縮完全相反，而其使橫膈膜上下運動，則目的相同。蓋因反乎自然呼吸，故名逆呼吸也。今舉其調節方法如下。

一、呼息宜緩而長，臍下腹部膨脹，其結果腹力滿而堅。

二、臍下氣滿，胸部空鬆，橫膈膜弛緩。

三、吸息宜深而長，空氣滿胸，胸自膨脹，此時臍下腹部收縮。

四、肺部氣滿下壓，腹部收縮上抵，斯時橫膈膜上下受壓逼，運動更靈敏。

五、胸膨脹時，腹部雖縮而非空虛，無論呼氣吸氣，重心常安定臍下，使之充實方可。

六、呼氣吸氣，宜極靜細，以靜坐時自己亦不聞其聲為合。古人有主張吸息宜比呼息加長者，今人則有主張呼息宜比吸息長者，以余之實驗，則呼吸以長短相等為宜。

由上觀之，可知無論自然呼吸與正呼吸，其目的皆在使橫膈膜運動。正呼吸者，乃用人功使腹部之張縮，逆乎自然，而使橫膈膜之弛張更甚、運動更易耳。因余靜坐入手時，不期而合乎正呼吸法，故余書中採用之。然自出版以來，學者習之，有宜有不宜，故知此法參用人功，非人人可學，不若自然呼吸之毫無流弊也。

呼吸之練習

無論自然呼吸與正呼吸，其練習有共同之點如下。

一、盤膝端坐，與靜坐同一姿勢。

二、先吸短息，漸次加長。

三、呼吸之息，宜緩而細，靜而長，徐徐注入於下腹。

四、呼吸必以鼻出入，不可用口。鼻為專司呼吸器官，鼻管內有毛，可以障蔽塵埃。若口則非呼吸器，若用以呼吸，則侵奪鼻之功用，必漸致鼻塞。且塵埃入口，易生疾病，故無論何時，口宜噤閉，不特靜坐為然也。

五、呼吸練習漸純熟，漸次加長，以長至一呼一吸能佔一分時間為最，然絕不可勉強。

六、練習靜細之呼吸，每日不論何時，皆可為之。

七、靜坐時宜無思無慮，若注意於呼吸，則心不能靜，故宜於靜坐之前後練習呼吸。

八、靜坐之前後練習呼吸，可擇空氣新鮮處，以五分至十分為練習之時間。

心窩降下與呼吸之關係

前言姿勢，既述及心窩宜降下之理。雖然，呼吸時於心窩之降下，更有重大之關係。蓋心窩若不能降下，則呼吸不能調節，靜坐之效，終不可得也。特再述之，以促學者之注意。

一、初學者呼吸時必覺心窩處堅實，以致呼吸窒礙，不能調節，此即橫膈膜未能上下運動之故，宜持以決心，不可退縮。

二、覺呼吸窒礙時，切不可用力，宜純任自然，徐徐注意達於下腹。

三、胸部宜一任其弛緩，使血液循環時不致壓迫心臟，則心窩自然降下。

四、練習日久，似覺胸膈空鬆，呼吸靜細深長，一出一入，能直達於臍下重心，即為心窩降下之明證。

靜坐時腹內之震動

一、靜坐日久，臍下腹部發現一種震動之現象，即為腹力充實之證。

二、震動之前十數日，必先覺臍下有一股熱力，往來動盪。

三、熱力動盪既久，忽然發生一種震動，能使全身皆震，斯時不可驚駭，當一任其自然。

四、震動之速度及震動之久暫，人各不同，皆起於自然，不可強求，亦不可遏抑。

五、震動時宜以意（不可用力）引此動力，自尾閭（臀後脊骨下端盡處，名尾閭）循背脊上行，而達於頂；復透過頂，自顏面徐徐下降心窩，而達於臍下（自尾閭上行至下降心窩，非一時之事，或距震動後數月，或經年不定。閱者勿誤會）。久之則此動力，自能上下升降，並可以意運之於全身，洋溢四達，雖指甲毛髮之尖，亦能感之，斯時全體皆熱，愉快異常。

震動之理由，頗深奧難解。大率血液循環，其力集中於臍下，由集中之力而生動，由動生熱所致。然何以能循脊骨上行，自頂復下返於臍，實不易索解。而事實上，則余所親歷，確有可信。古人所謂開通三關者，即指此（尾閭為一關；背部夾脊為二關，名「夾骨關」；枕骨為三關，名「玉枕關」）。

古人解此震動之理，其說頗多，茲引近理者，要不能繩以嚴格的科學，而固非無可取者。其言曰：胎兒在母體中，本不以鼻為呼吸，而其體中潛氣內轉，本循脊骨上升於頂，下降於臍，是名「胎息」。一自墮地後，此脈即不通，而以鼻為呼吸矣。靜坐之久，能假此動力，仍返胎兒呼吸之路，即回復胎息之始基。

經驗篇

幼年時代

余自幼多病，消瘦骨立，父母慮其不育。年十二，即犯手淫，久之，夢遺、頭暈、腰酸、目眩、耳鳴、夜間盜汗，百病環生。幼時愚昧，初不知致病之由。年十三四時，略知其故，然不甚明瞭，屢戒屢犯，又不敢以告人，唯日在病中而已。家居城之西隅，距城東不過二三里，偶因節日，偕兄弟遊於城東，中途輒足軟不能行，歸則一夜必盜汗六七次。幼年之狀況如此。

青年時代

年十五六後，病益多，加以怔忡、心悸、潮熱往來等病。猶憶十七歲之春，每日午後身熱，至翌晨天明退熱，綿延至十八歲之夏方癒。長日與病為緣，益覺支離，而頗知刻苦讀書。舊時習慣，讀書恆至更深不寐。久病之軀，以病為常事，以不病為變例，故雖病而讀書自若，於是體乃益弱，病乃益深。

靜坐之發端

當病盛時，亦百般求治療之法。而內地偏僻，只有舊醫，所用者為湯藥，久而無效，亦厭棄之。余雖不以告人，而余先考則察知余病源所在，有時示以修養心性諸書，又示以醫方集解末卷所載道家大小周天之術，乃恍然大悟，稍稍習之，病良已。然無恆心，病作則懼，懼即習，病已則怠，怠則忘之。然自此知保貴身體，不加戕賊。自十九歲後，諸病雖未嘗離身，而較諸幼年時代，反覺康強矣。

靜坐之繼續

年二十二娶妻以後，自以為軀體較健於昔，靜坐之術，即委棄不復為，而又不知節欲，於是舊時諸疾俱作，加以飲食不節，浸成胃擴張病，食管發炎如熾，益以嘈雜，時時思食，食至口又厭不欲食。友人多勸余靜養，余猶以為無傷也，遲回不決。至己亥之春，仲兄岳莊，以患肺疾死。其明年庚子，余亦得咳嗽疾，未幾，即咯血，服舊醫之湯藥，病轉劇，三月不癒，乃大懼，恐蹈亡兄覆轍。於是屏除藥物，隔絕妻孥，別居靜室，謝絕世事，一切不問不聞，而繼續其靜坐之功。時年二十八也。

靜坐之課程

初為靜坐時，自定課程：每晨三四時即起，在床趺坐一二時。黎明，下床盥漱畢，納少許食物，即出門，向東，迎日緩緩而行，至城隅空曠處，呼吸清新空氣，七八時歸家。早膳畢，在室中休息一二時，隨意觀老莊及佛氏之書。十時後，復入坐。十二時午膳。午後，在室中緩步。三時習七弦琴，以和悅心情，或出門散步。六時復入坐。七時晚膳。八時後，復在室中散步。九時，復入坐。十時後睡。如是日日習之，以為常，不少間斷。

初入手時之困難

當時以急欲癒病之故，行持過猛，每入坐，則妄念橫生，欲芟除之，而愈除愈甚。欲調息，則呼吸反覺不利，胸部堅實，如有物梗之。然深信此術有益，持以百折不回之志，絕不稍懈，而困憊益甚，幾至中輟。吾鄉父老中，亦有諳是術者，偶往謁之，自言其故，則曰：「汝誤矣，習此者以自然二字為要訣，行、住、坐、臥，須時時得自然之意。徒恃枯坐，勉強以求進，無益也。」於是大悟。凡入坐時，一任自然，或覺不適，則徐起緩步室中，俟身心調和，再入坐。如是者將及三閱月，而困難漸去，佳境漸來。

第一次之震動

自庚子三月初五日，始為靜坐，幾經困難，而按日為之不少懈。厥後漸近自然，精神日健。向之出外散步，未及一二里，即足軟不能行者，今則一舉足能行十餘里，曾不稍疲。每入坐後，覺臍下丹田有一股熱力，往來動盪，頗異之。至五月二十九之夕，丹田中突然震動，雖趺坐如常，而身體為之動搖，幾不自持。覺此熱力，衝開尾閭，沿夾脊而上達於頂，大為驚異。如是者六日，震動漸止。屈計自三月初五日至此，僅八十五日耳。是為第一次之震動。此後每入坐，即覺此熱力自然上達於頂，循熟路而行，不復如初時之動搖。而舊時所患怔忡、心悸、腰酸、頭暈、耳鳴、目眩、咯血、咳嗽諸疾，均一朝盡瘳，唯胃擴張關於實質之病則未癒，而從此亦不加劇。

第二、三次之震動

庚子一年中，閉戶靜坐，謝絕人事，常抱定三主義：曰禁欲以養精；禁多言以養氣；禁多視以養神。自為日記以課之。自三月至五月，為入手最困難之逆境。五月至六月，始見卻病之效。七月以後，功候純全，每入坐，輒能至三時之久，覺身心儼如太虛，一塵不滓，亦不見有我，其愉快如此。

辛丑以後，為生計所迫，不得不出而治事。而靜坐之術，不能如前此之終日程功，則改為每日早晚二次，至今以為常。迨壬寅之三月二十八日，晨起入坐，覺丹田熱力復震，一如庚子之五月。唯曩時之熱力衝擊尾閭，此則衝擊頭頂之後部，即道家所謂玉枕關也。連震三日，後頂骨為之疼痛。余此時毫不驚異，忽覺頂骨砉然若開，此熱力乃盤旋於頭頂。自是每入坐即如是，亦不復震。是為第二次之震動。

是年十月初五之夕，丹田復震，熱力盤旋頭頂，直自顏面下至胸部，而入臍下，復歸丹田，震動即止。是為第三次之震動。自是每入坐後，此熱力即自後循夾脊而升至頂，由顏面下降而胸而入臍下，循環不已。如偶患感冒，覺身體不適，可以意引此熱力，布濩全身，洋溢四達，雖指尖毛髮，亦能感之，久之發汗，感冒即癒，從此舊疾永不復發。每與友人登山，輒行山路數十里，不稍倦。

最有趣味者，壬寅年在江陰南菁講舍肄業，江陰與武進陸路距離九十里，暑假時與一友比賽遠足，早晨自江陰起行，午後四時抵武進，步行烈日之中，亦未嘗疲乏也。

二十餘年間之研究

余之研究靜坐術，始於十七歲時，最初亦不之深信，以怵於病而為之。及檢道家之書，則又滿紙陰陽五行、坎離鉛汞之說，頗嫌其難讀，故或作或輟，不為意也。及二十八歲時，以肺疾故，遂定為常課。然余素性事事喜實踐，亦以為靜坐者不過節嗇精神，不妄耗費，藉以卻病已耳。古人所謂「培養丹田，開通三關」之說，亦未之深信。

及吾身經三次震動，果有其事，乃知世界真理無窮，吾人智力所不能解者正多，古人之言，殆未可全以為妄也。

古人有內功之說，原為養生妙法，顧其詳細入手之法不傳。秦漢以後，方士創長生不死之說，始有服食、煉丹等學派，其本旨亦與老氏之守靜、釋氏之禪定相同，惜乎不詳行持方法，遂使世人視此為祕術，賢者不屑道，愚者不之知，殊可慨歎。余懷此疑團，欲以至平常之文字公之於世也久矣。

自癸卯年來海上，至此書初出版時，余年四十有二，早晚二次靜坐，未或稍輟。十餘年間，除某歲間患外症或發痔疾外，一年之中，三百六十日不病者，固亦以為常矣。年來頗研究哲學、心理、生理、衛生諸書，與吾靜坐術相發明者頗多，乃知靜坐之術，在以人心之能力指揮形骸，催促血液之循環使不阻滯，為根本之原理（具詳原理篇）。而如余向者所為靜坐課程，每日向東迎日而行，彼時不過遵道書之說，取東方之生氣，吸太陽之精華，而實與衛生家所云多受日光空氣之理暗合。且日光可滅微菌，於治肺疾最效也。每日出外散步，當時亦不過因靜坐時兩腿痲木，使之舒展，而實與衛生家所云多運動亦暗合也。然則靜坐亦何奇祕之有哉？

陳摶隱居華山，寢處百餘日不起；達摩面壁九年，歷史所載，確有其事。而故老中總習是術，高年矍鑠者，亦往往見之。據道家所載，仙家以靜坐入手，脫胎換骨者，亦言之鑿鑿，區區靜坐之術，特不過最初步耳。然余卻病之效，固已如是，以此例彼，則道家長生不死之說，固有可憑，特余未造其境耳。所謂余喜實踐，凡未親歷之境，即不欲言，所言者皆語語記實也。

靜坐宜知忘字訣

余初為靜坐時，因求速效，所定課程，過於緊密，特為敘述余之經驗故及之。學者如欲致力，當以方法篇所言早晚二次為宜，不必效余初時之緊密，致反生困難也。至靜坐之宜得自然，最為緊要，余不憚反覆言之。欲得自然，而莫妙於忘字訣。如為求癒病而靜坐，而坐時須忘卻癒病之一念；為增進健康而靜坐，而坐時須忘卻增進健康之一念。心與境忘一切俱空方合。蓋靜坐之效，乃積漸而致身心之變化，若存癒病及健康之念，則心即不能和平，而效反不可睹。余之初習時，即坐此病，不可不知也。

靜坐不可求速效

余習此術以癒病，友人多知之，頗有就而求斯術者。然習而有成者千百中獲一二人耳。其不成者，皆誤於求速效。人第見余之獲效，而不審余之獲效者，即在不求速效，持之以恆耳，無他謬巧也。學者初則甚勇猛，繼則以無效而中輟，且有疑余另有祕術不肯示人者，其結果大率如此。不知靜坐者，修養身心之法也。修養身心，與食物之營養同。假如以食物能養人，欲求速效，一旦暴食，過飽傷胃，遂屏食物而不御，天下寧有是理？必如旅行長途然，徐徐緩緩，終有達到之日也。

震動與成效無關係

靜坐之久，體中有一種震動，前既言之。然此震動之有無，與震動之遲速，各因人體質而不同。或有因體中不震動，視為無成效，遂輟而勿為者；或有見他人之得震動，而己則不得，而為之焦勞者：皆誤也。蓋人之體質，萬有不齊，靜坐後有數月即得震動者，有數年而得震動者，亦有靜坐數年，身心已得變化之效，而並不震動者，可知震動與成效無關係也。

靜坐與睡眠之關係

衛生家言：「恆人睡眠，每日以八小時為適宜。」又言：「夫婦同睡，各呼出體中炭酸，致空氣惡濁，且使無病者沾染有病者之毒菌，最非所宜。」研究靜坐者亦然。每晚九十時宜入坐，十時後即睡，六時後再起坐，而尤以獨宿為最要。余庚子歲初習時，獨居禁欲者一年，收效最捷。自是迄今數十年，雖未能完全禁欲，然恆喜獨宿，則數十年如一日也。

靜坐與食物之關係

衛生家言：「食物宜少，宜有定時，宜細嚼緩嚥。」皆至言也。我國人素以多食為主義，故古詩有云「努力加餐飯」。今人見面，問人健康與否，輒曰：「食飯幾碗？」意蓋以為多食則精力必充足也。殊不知食物過多，胃不能消化，勢必停滯而生病。為父母者，恆喜獎勵兒童快食，殊不知快食則不能細嚼，必使胃腸代齒牙之勞，終至胃腸過勞而受病，齒牙以少用而易齲。而食不以時，多食餅餌等雜物，使胃汁時時分泌，均為胃病之源。

余自幼至長，喜多食快食而又不以時，致積久成胃擴張之病。自研究靜坐法後，始漸漸覺悟，及今力戒，每餐所食之物，已較曩者減去三分之二，早晨僅飲牛乳一盂，屏去朝食。從前多食，而中心時虞飢餓，今則少食，而並不虞飢餓，且精力反優於昔，可知向所謂飢餓，乃胃中習慣充塞食物，為一種反常之感覺，並非真餓。而食物宜少，宜細嚼緩嚥，使易於消化，為至當不易之理也（有胃病者，宜參看余之〈廢止朝食論〉）。

附錄

因是先生傳

先生，不知何許人也，亦不詳其姓氏。好道，不主故常，而唯其是之從，故自號曰「因是」云。性剛直，寡言笑，率性而行，不好隨俗，視富貴得喪，漠如也。生平無他嗜好，唯喜山水，以每歲春秋出遊，攜罌裹糧，徜徉山水間，竟日忘歸。登山輒造其巔，日行數十里以為常。將天下名山，必皆有先生之足跡焉。嘗傭書，自食其力，著述頗富。人或以是稱之，先生夷然曰：「古之作者，窮畢生之力，方著一書，今吾十餘年間，而著述之多已如是，是稗販之役也，奚作為。」恆閉戶靜坐，窺見心性，或鼓琴自娛，第習數引，勿求精也。年老，厭棄世事，辭家入山，飄然長往，莫知其所終。

贊曰：觀先生之體貌，清癯枯瘠，常若病然，而實不病，其神全者耶。遊戲人間，了無執著，而又勤於修德，篤於自守，不為放誕狂異之行，可謂有道之士矣。

詠懷五首

庚子歲，病瘵幾殆，慨然從事內學，靜中有得，寄懷於言。

宇宙有終極，山川屢改遷。墮落形氣中，忽忽三十年。我身何自始，茫昧誰與宣；

我身何自終，杳渺去無邊。亦既有此身，形影聊比肩。外物紛相役，塵俗苦憂煎，飲食禍由起，妻孥愛所牽。嗟彼草與木，歸根棄華鮮；於人稱最靈，獨復不之然。水澄波浪平，雲淨孤月圓。俯仰悟物理，世事須臾捐。仙鄉不可必，且以樂吾天。

晨遊城東隅，清景娛人志。疎林吐旭日，田禾有新穗；雞鳴墟落間，犬吠河梁次；鐘聲自南來，度橋尋古寺；曉露沾我衣，飄風適然至；時夏方溽暑，茲晨獨殊致；聊與滌炎熱，塵垢非所事；平旦有清明，誰解此中意。

晨遊城西隅，曠然有所思；纍纍見荒冢，冢上草離離；小橋依斷岸，古井沒殘碑；池魚躍水面，眾鳥鳴高枝。相彼泉下人，悲歡兩不知；吾身何勞勞，瞻顧靡所之。江湖風波惡，世途多險巇，達人貴知命，行樂會及時，相期千載後，寧復不如茲。

秋雁已南飛，寒蛩鳴唧唧，人生感華年，恍如晨霜疾。幸逃斧斤伐，全我散樗質；意遠與世偏，道邇遑敢逸；立身當自慊，守心期勿失。食既奚求飽，室隘堪容膝，閉戶非著書，靜坐每終日。親朋偶相從，談笑復坦率。興至舉杯酒，時或調琴瑟。風吹籟自鳴，水過竹還密。造物本無心，斯人徒銜恤。

青青池中荷，韡韡離邊菊。泥塗不足滓，嚴霜不能覆，問彼胡為爾，心勁質自樸。舉世皆尚同，吾偏抱茲獨；無道尼山悲，歧路楊朱哭。毀譽紛宇宙，是非蒿凡目。榮固世所欣，辱亦世所惡。真宰處其間，渺焉無盈縮。養此浩然氣，油油以實腹。明離守其陽，夜半天心復。浮白生虛室，吹律暖黍谷。四序雖改移，吾身何涼燠。遙遙古之人，努力念初服。

老友簡翁於富春江見懷寄贈然而吟一首

己巳元日，挈幼子通，自禹陵放舟，經富陽桐廬，越宿而抵嚴瀨，登降歷覽，遂烹鮮縱飲於台上，醉而記念吾老友因是先生上年亦遊此，乘酒寫長句述平生交誼寄之。體近俳諧，名曰〈然而吟〉，冀博公懽妭嘔噱云爾。

昔吾與蔣侯，共學澄江邸。君長我四齡，軒軒抱逸氣。下筆輒萬言，譚時必歐米。然而胸腹間，饒有老莊意。我時弱冠餘，擿埴獲靡睇。橫舍六籍宏，根本窮搜曳。院課十廢九，置心浩茫際。然而我兩人，性情頗相契。從此捨以去，君辟新學系。著書導國民，萬本傳華裔。亦為名校師，房杜河汾萃。然而中淡然，猶著因是子。我時遭家難，痛妹復憐弟。三省大府符，壓我未致死。君時殊不平，慷慨任畫計。雷陳古所稱，中有交情史。從此我蟄居，旁皇以求志。浩歌出金石，羲皇到夢寐。然而造化權，往往匪夷思。時會逼吾人，忽充陽羨吏。如此十年間，溝渠粗已治。邱墟亦已廬，林壑亦已侈。畫蛇雖添足，仕鄉固應爾。偶然念良友，邇來在何許?京華冠蓋中，三吳軺車裡。聲名本清華，地位亦崇美。然而君暇時，五嶽遍杖履。名山出著錄，貴盡洛陽紙。三藏十二部，佛學究根柢。四會與五時，說經不計次。如此做官人，世間知有幾。自從上年來，大局復變異。仲尼古聖人，可以已則已。從此臥滬濱，長為老居士。河山久契闊，音書況疏遞。王屋與太行，夸娥置兩地。方謂天各方，未必蒹葭涘。各懷名教樂，不在形迹比。然而事難料，風鶴催予起。一朝來海上，相見各狂喜。同喫覺林齋，同聽畹華戲。同坐清涼禪，同話圓教諦。每會皆獨跋，無日不訪至。此影在心上，過於少年味。茲來嚴瀨下，水波何清駛。羊裘人去遠，客星樓空峙。舉頭思古人，低頭念彼此。公昔遊此日，風日知何似？高情發幾許，嶺上到何止。雙不借疲乎？竹如意碎否？念與公生平，尚無詩一字，借此江山勝，寫吾胸中繫。上言出處懷，下言離合事。過去南菁院，未來淨樂寺。譬諸老子傳，夾敘韓非氏。寄公寓樓頭，博公一粲齒。老嫂及賢郎，諒亦來笑視。如此然而吟，莊諧雜作耳。比之元白交，今古尚可擬。樂天詩易解，又復差相類。

簡翁即宜興儲南強，五十後號簡翁。與余澄上共學時，專閱書，不應課。詩中所言蓋實錄也。君少無宦情，家難後，杜門讀書者數年，地方人破戶而奉之以興學。辛亥光復，邑人又奉之為民政長，君逃滬不獲。暨就職，其行禮之大堂，即曩年對簿之所，亦一奇也。作宰數年，不樂，仍閒居。里人復舉之為議員，時蘇人之翹傑者，咸栩並為自治之論。君乃次第整理其鄉，闢墟與市，沿溪築園，如是之類，不勝舉。遊者咸目為新宜興。其所標建之名稱，如台曰中央台，路曰中正路，樓曰建設樓，事在民國七八年，而皆能預兆今日之政局，又一奇也。近方在山中，修善卷、庚桑兩洞，冀以展市政。功尚未成，而遊者已驚為偉大難能。嘗草兩洞述略數萬言，正在付印，得假而讀之，洵異境哉！五嶽遊事畢，當從君於罨畫溪頭，做耐久朋矣。君事行甚多，略誌其梗概如此。

因是子記。

日本提倡靜坐法者岡田、藤田二派之比較

日本之提倡靜坐法者，流行一時，派別甚多，而最著名者為岡田虎二郎、藤田靈齋二人，從遊之弟子亦最多。此二派之學說，介紹入於我國，俱有年所。岡田之書，即余所譯之《岡田式靜坐法》；藤田之書，即劉靈華所譯之《身心調和法》及《身心強健祕訣》是也。二家方法，於生理心理方面均立於反對地位，今比較研究之。

生理方面之不同：

一、生理方面，岡田氏之方法，稍加人功；藤田氏之方法，則近乎自然。

二、二家不同最顯著之點為呼吸，即岡田式之逆呼吸與藤田氏之自然呼吸也。逆呼吸於吸息時將腹部內縮，呼息時將腹部外凸；自然呼吸則於吸息時將腹部外凸，呼息時將腹部內縮。

三、岡田氏於一呼一吸，鼻息出入中間，不主張停息；藤田氏則主張停息十數秒至數分鐘。

以余之經驗，比較二家之優劣，則逆呼吸之以人功使橫膈膜運動，比自然呼吸為優，然學之不得法，多有流弊，不如自然呼吸，學之無弊，結果亦能使橫膈膜運動也。

又呼吸出入之間，主張停息者，其目的在使吸入新空氣十分充滿，然學之不得法，亦有氣滯之弊，不如不停息為宜。

心理方面之不同：

一、岡田氏心理方面，主張無思無慮；藤田氏則主張堅持一種觀念。

二、岡田氏之無思無慮，近乎空觀；藤田氏之堅持觀念，近乎有觀。

學靜坐者，最苦妄念紛紜，不能入靜，故必用一種方法，除此妄念。岡田氏之無思無慮，即欲將妄念掃除一空也，然學者每因掃除妄念，而覺妄念愈多，無法下手；藤田氏之堅持一種觀念，乃是使無數妄念歸於一念，堅持此一念，而妄念自漸漸減少，以入無念。二者之目的，皆在入乎無念狀態，可謂相同，唯下手之方法異耳。此二法無優劣之可分，學者可各就性之所宜，或取空觀，或取有觀耳。

岡田虎二郎之死

岡田虎二郎於民國九年（日本大正九年）十月突然以急性尿毒症病死，僅四十九歲。當時不但日本國內學靜坐者，對於靜坐咸起懷疑，我國之學靜坐者亦紛紛馳函於余，詢問岡田之死於靜坐有無關係。余素未識岡田，亦未悉其致死之由，乃函覆友人曰：「以余之臆度，岡田之死，或由於過勞，與靜坐無關。」蓋岡田自恃身體健康，終日在外奔走傳道，晨出暮歸，曾不少息也。後見日本報端，有撫松庵主哀悼岡田之文，其言乃與余不謀而合，特節譯如下：

嗚呼！岡田氏逝矣！人生世間，如落花流水，有生者必有死，吾又何怪？然岡田氏其人身體康健，固於磐石，乃忽焉萎化，凡我友人，罔弗為之驚駭也。先生創特別之靜坐法，以修養身心，弟子雲集，歸依者數萬人；市內郊外，傳習靜坐之所，都十餘處。身受感化，由病弱而強壯者，以吾所知，殆指不勝屈。先生每日出外傳道，披星戴月，僕僕風塵，不辭辛苦，竟為同志之犧牲，是則先生之逝，蓋因於過勞耳。其人雖逝，其法猶存，奉其法者，當益加奮勉，先生雖逝，猶未逝也。

靜坐法問答選錄

自民國三年《因是子靜坐法》出版後，傳習者日多，通信質疑，絡繹不絕。茲將歷年來所積問答之重要者，選錄於下：

楊賢江

江此次來滬聽講，乘機訪在滬名人，質疑請益，得謁見蔣竹莊先生，詢問關於靜坐方法，爰記其談話如左：

江今年二十二歲，二年前傾向厭世思想，幾欲舉心身全部推翻之。懊喪無聊，咄嗟寡趣，可怖哉！此人生問題，至今猶覺惴惴。不知國中青年同罹此患者，有幾多人也。去年獲讀先生手著靜坐法，恍然大悟，知煩悶鬱伊，實大背人生樂趣。吾人所當為之事，正復無限，何可自暴自棄，不盡本務？而靜坐大足增長精神，專一心志。故於去年九月起，即實行之，今將十月，不敢自信，特來拜訪，有所質疑，幸請明示。

問：在學校內靜坐，苦無適當場所，乃就寢室床上作為靜坐處，摺氈作墊。晨間揭帳，夜間則垂，以同室者窺伺，有不便也。然空氣究屬不甚流通，未知有妨否？

答：能將空氣流通處，固好。然苟不能得，亦屬無妨。余昔者初習靜坐時，不知何為空氣，且緊閉窗牖也。

問：書中謂初次練習呼吸，胸部應覺是窒塞，又云橫膈膜當上下動作，然余均不覺。究竟呼吸能否獲效，余不敢知，先生更有以益我否？

答：不慣正呼吸者，初次練習，胸中必覺窒塞，橫膈膜亦不能上下動作。自覺之法，以能集力於下腹，為收效之證。又靜坐功候深者，其胸腹交界處，外皮之皺紋必深凹，呼氣時下腹突出，臍孔必向上，此即橫膈膜上下動作之證。

問：余未靜坐前，久練習深呼吸，氣力亦能下注於腹，然初不自覺，豈已收效於無形歟？

答：然。有深呼吸之練習以為基礎，甚好。

問：靜坐日久，腹內震動，發生熱力，余尚未覺。唯身體則左右搖擺，此則靜坐數日後即現。不知何故？

答：搖擺亦可為有效之證。唯靜坐成效，不必定須震動及發生熱力，功夫到後，此現象自然發現，非短時可致。

問：先生每次靜坐，是否必有一股熱力，迴環全身？

答：然。

問：靜坐前，余解衣寬帶，唯冬季重衣裹身，甚覺不便。靜坐後，在晨間則至戶外散步，練習呼吸，夜間則即入睡。未知合理否？

答：如此亦可。冬季裹衣而坐，血液不能暢流，宜改正。余常全部解衣，披於身上，另以被裹下體，則甚安適，不受拘束。

問：靜坐前後，可作勞力事否？

答：無妨，但不可驟。如當勞力之後，先行緩步舒氣，然後入坐，坐畢，徐徐張眼，舒放手足。

問：眼當閉否？

答：眼閉則心靜。但在夜間，因日間勞倦思臥，則應微開其眼，免致昏睡。總之，靜坐以閉眼用內視法為是。

問：欲心境瑩澈，毫無渣滓，非初學所能。先生果達此境否？

答：此境不易達到。吾人之腦，思想積集，甚為複雜，念念相續，無有間斷。況現在日間事繁，休息後妄念更多耶。余入坐後，有時能有一分時間毫無思念，久則復起。唯有一法，當妄念起時，用返照法，看清其來源，不使甲觀念連於乙觀念，再連於丙觀念，如此妄念即空。又余在庚子年間，捨棄百事，一意靜坐，時間長至二三點鐘，曾有數次，能十餘分鐘全無念頭。

問：余以為，妄念之起，多由心性欠涵養功夫所致，道德高尚者不難臻此。且多想亦或為一種慣性作用，以終日營營不息，無片刻休，依力學上慣性之例，自難驟行阻止。未知先生以為然否？

答：以生理心理言，觀念終無息止之理，唯當存正念，除邪念耳。人身各部，作用不息，如血脈則日夜不停，腦筋在夜間雖休，迨一部休息，一部已覺醒時，即復起動作，於是有夢。至於日間，更不待言。有如舞台，優伶出入，熱鬧非常，吾人宜如觀劇者，有頭有緒，不使紊淆就好。日本近來提倡靜坐者有二派，岡田虎二郎與藤田靈齋是也，各有門徒數萬，其勢甚盛。其論觀念作用，二者各不同：岡田派以無念為尚，念來則掃除之，近於佛家之坐禪；藤田派則先持一種公案，專意注之，使其他雜念不生，近於佛家之參話頭。然其掃除妄念之法，則旨同也。

問：余今實演靜坐之姿勢，先生視之，以為何如？

答：姿勢甚好，下腹尚未堅實，須再加練習。兩足置法，亦不甚自然。

繼而先生實演靜坐姿勢，露其下腹。摩之，如積氣之足球，不能壓入。知先生之功候已深。且先生能雙盤膝，謂此更能固定上體，不易傾圮，唯較難耳。先生又謂：日本近有《靜坐三年》一書（商務書館譯印），論姿勢甚詳，當胸部向後，腹部向前，臀部向後，成三折姿勢云。

問：余之靜坐時間，每次不過三十分鐘，先生以為如何？

答：初學亦不必勉強。余於有事之日，上午自五時起，坐二小時，下午自九時入坐一小時，在日曜日，上午或坐至三小時。

問：余以為，靜坐與運動宜相並行，靜坐以得心之和平，運動以得體之壯健，未知當否？且余於未習靜坐前，一週中，晨間必有五次練習徒手體操、二次練習徒步，今改為靜坐，手足之運動似乎不暢，必伸手弄足，然後快也。

答：如此最好。余在商務編譯所，下午四時以後，恆喜打網球，唯同事多半老大，不喜運動，每以約得同伴為難事。然吾人精神能主宰肉體，專務精神運動者，收效必久而巨；專務肉體運動者，收效未必完善。今人既不識精神之偉大作用，若再不運用身體，勢必更難補救。若精神運動十分完全，則肉體運動雖稍欠缺，亦無妨也。余去年至湘省考察教育，各校多邀余演說，余唯以靜坐法為演題。余見各校中多有用功學生，不喜運動，卒業時成病夫，甚至夭折者，此等學生，類皆好靜不好動之人，若強以肉體運動，絕無興趣，不如以精神運動誘導之。而師範生更宜注意，以其擔負國民教育之重任。今日之兒童，皆未來之國民，而教育之者，即今日之師範生。師範生若無高尚之精神，不能養成善良之國民也。

問：先生此外有無意見，為初學所應知者乎？

答：別無意見。所已知者，均告諸人。凡人心有所得，輒祕不示人，余頗反對之。余所著書，乃傾筐倒篋，悉以公世。本擬早日印行，恐信者少而中止。及觀日本近來此項書籍，出版甚多，乃促我實行，所幸得多數人歡迎，堪以自慰也。唯尚有一補助法，即於靜坐後，以左右手掌，交互撫摩頭、頸、胸、腹、背、四肢各處，及於全身，可以助血脈之流行。若無暇為肉體運動者，此可代之。

問：現在實行靜坐者多否？

答：甚多，大半為病而學，然無恆心者，多不奏效。若師範生來此問道者，則君為第一人耳。

學生繆金源

問：金源體質羸弱，自入學校，雖嘗勉事運動，然實非所嫻，久欲從事內心修養，而苦於無師。前歲五月，於書賈處驟得先生所著《因是子靜坐法》讀之，於心滋樂，慨然學之。唯苦在校無靜室，又乏時間，只於晚間在床略坐而已。然興至則學，否則已；病作則學，痊則已。至今思之，未嘗不自嗤其無恆也。而於正呼吸法，尚常習之。昨歲秋，於學生雜誌中，讀先生與浙江師範學生楊君談話，始作而起曰：天涯有知己也。於是乃繼續實行靜坐法，至於今未嘗敢一夕輟。夫靜坐之道，有遠功，無近效，源之行此，尚未五閱月，自無成效可言。校中於每晚九時一刻擊寢鐘，源於九時半即入坐，向能為雙盤膝，故尚無所苦。唯大抵坐一刻鐘即止，虞其妨睡眠時間也。源之正呼吸法，向取則岡田，以岡田式吸氣時，可充滿胸間，合於生理，而仍可集力於下腹故也。坐時雜念未能屏除，約數秒時即一至，幸尚無惡念耳。坐久，覺胸部、腰部均氣力充塞，是時即不能延長再坐，不識何故？最可喜者，源宿膺疝疾，右腎囊偏墜，囊者必睡後方能上縮，今則每入坐少頃，腎囊亦能自上縮，一如睡時。意者靜坐之功，其力量可敵睡眠歟？源於先生所言熱力，固不想一時得到，但每日紛忙，夜間藉此略坐，定神靜氣，亦良佳耳。課暇特貢所得於左右，幸辱教其所不及，感激無涯。誨人無隱，倘亦先生之素志也。

答：手書論靜坐之經歷，至詳且悉。吾道不孤，抑何可喜。凡世界中之真理，無論中外，必遭不知者之反對。然反對者絕不足怪。真理本未易明，苟能明之，則初時為反對者，其後必信仰之矣。且信仰恆因有反對而益堅。真理愈辯愈明之公理，固如是也。足下慮靜坐時雜念未能屏除，數秒必一至，此實無妨。鄙見以為，既能覺其數秒時一至，則於念之頭緒已能理清，以後常用返照之法，觀此數秒一至之念從何而起，觀得真切，則妄念本空，實無起處。如此，必更有進境。靜坐之極功，本勝於睡眠，功深者可數年不睡，然初學切不可強企，應聽其自然。蓋睡眠能使百體休息，而神則散於外；靜坐既能收休息之效，而神不外散也。足下能令腎囊上復，此即筋肉收縮之效。

學生計照

問：照未冠時，嘗隨家君宦遊三晉，因得受業平陸張蓮塘先生之門。先生邃於宋學，兼善靜坐，教授之餘，輒命盤膝效之。照時方幼，童心未化，旋做旋輟，未獲大效。其後漸窺理學宗傳及明儒學案諸書，益知宋明儒者，率以此為入門之法。嘗旁稽釋典，披閱道家之言，則佛氏之入定，道家之煉丹，雖與吾儒之祈嚮不同，然其說理輒有暗契者。民國三年入都，得讀先生所著《因是子靜坐法》，以平易之言開示來學，向所謂奧祕之理、難得之訣，至是方渙然冰釋。時肄業匯文大學，與同學吉君，勉力實習者半載，彼此皆覺丹田發熱，暢美無比。繼入北京大學，獨習勿輟。前年秋，同學周君，亦嘗習為靜坐，不數月間，丹田發熱，繼乃身體搖動，不能自持，喜以語照。照曰：「此殆岡田氏靜坐書中所言者乎！」後不逾月，照亦於坐時搖動，或首向前後，或身向左右，如此數月，後乃漸已。去年暑假歸省，在家靜坐，覺腰間脊骨微有震動，後漸沿脊骨而上，今則至於項背之間矣。且其朕兆不特見於靜坐時也，去年在教室聽講時，神或凝集，則身體動搖，今則背上時有震動之狀，且其震動不獨於脊骨也，時或動於小腹，時或動於臂股，唯尊著所謂熱力衝頂而上，復由顏面而下，則尚未至耳。照形骸脊瘦，向無他疾，年來殊覺精神發越，他人亦謂照弱於體而強於神，殆緣靜坐之功歟？同學何君，照勸之靜坐，已逾歲矣，苦修之功，實倍於照，然於以上功效，一無所見，而伊夙患怯病，今則良已，間有操勞，殊不覺疲。殆大著所謂不見震動已獲奇效者歟！今照已視此為安身立命之學，是以誘掖同志，屢購大著，以為贈遺。冀此道廣播宇內，以達體育之真目的。顧照雖與人說法，言之不疲，而於晨夕靜坐，雜念猶未盡除，雖亦從事於數息諸法，並聆坐忘之論，然得至於空明澄澈之域，蓋不數數覯也。嘗讀朱子詩曰：「秋月照寒水。」呂新吾云：「定靜中境界，與六合一般大，裡面空空寂寂，無一個事物，才向他索，般般足，樣樣有。」《陰符經》曰：「至靜之極，律曆所不能契。」竊意靜中妙境，或無逾此。先生為此已數十年，前之著作，特為常人說法，至於玄言妙諦，猶未肯舉以示人，恐招駭怪。照竊未甘以庸人自居，願拜門牆，執弟子禮，唯先生不棄其愚妄而辱教之，則幸甚。

答：足下於宋明理學既窺見入手方法，故於靜坐之功，能什百倍於他人，且更熱心傳播此道，尤為可敬可愛。熱力自頂而下，由顏面復回丹田，任其自然，必有達到之日，可勿勉強。貴同學何君之不見震動而獲效，亦係實事。蓋各人體質不同，震動與否，可勿論也。雜念未盡除，亦靜坐者之常事，唯能不為雜念所擾，了知雜念本來虛妄，乃為佳耳。蓋念之起在意根，根未拔除，絕不能無念。吾人日間做事，外之六塵與內之六根互相接合，欲於入坐時即至空明澄澈之域，殆非易易。即鄙人練習數十年，而此空明澄澈之域，必日間事少時，及入坐經過一二小時之久，偶或得之，不能常也。來書欲聞玄言妙諦。鄙人喜實踐，不喜空言，目前所造之境，亦未至於顯示神通、駭怪世俗之地位，僅如吾書之所云云，唯較前更純熟而已。吾曹未能修出世法，僅隨順世間，以事修養，潛修不懈，以達人生之大目的，不為揠苗助長可也。

武進省立第五中學學生戚允中

問：自先生去歲駕臨敝校演講靜坐法，鄙人不勝敬慕，思勉力從事，唯入手之初，困難業生，做焉輟焉，於茲數四，終無良法以解除之。先生於此經驗良深，乞示數行，則獲益多矣。其困難之處，條舉於下。

一、坐未久而腰膂痠痛欲折，不能久坐。

二、坐時雜念難治，不能久坐。

三、坐時是否心思盡注射於下腹？

四、坐時數息可否？

五、晨興無暇靜坐，在寢前可否？

六、何謂心窩下降？其現象如何？

答：一、坐未久而腰膂痠痛欲折，乃因初坐未慣，或素有腰痛之病而然。若能一循自然，不加勉強，久後自無此患。

二、雜念難治，不能久坐，可用數息法治之，使心思全依於息。

三、坐時心思應注於下腹，唯初學不能一時驟幾，宜徐徐下注，由胸而下，漸達於腹。

四、數息可治雜念，則坐時數息，乃極方便之法。

五、晨興無暇入坐，儘可於就寢前為之。唯終日勞動，至寢前就坐，必易昏睡，不若晨興之清明耳。

六、心思能漸漸注入下腹，此時覺胸間空鬆，如無一物，即心窩下降之現象。若從外面觀之，亦可見胸骨下軟板凹進，腹部凸出之狀。

曾陸安

問：前年讀《因是子靜坐法》，其中所述少年經歷，半與愚同。愚彼時亦學韋鐵髯先生神功內運法，亦做輟無常，亦差幸老而益壯。及去年丙辰二月，乃決意照靜坐法實力遵行，至今已一年有半。初學定午前八時，月來則定午前四時、午後八時，增加一次，自二十五分以至五十分為率。修養雖年餘，且商務印書館出版修養諸書，如《身心調和法》等，閱之殆遍，茫無得力處。近唯守蘇子偈：「視鼻端白。」《身心調和法》：「以心內觀自腹。」二語為練習準的。但覺時能掃除妄念，而不能除無念想之念。至於咽喉之路，時若閉塞，則近時看過《身心調和法》後方有之。因以丹田運氣，從脊骨上巔，而閉塞漸漸復開，此或豫期作用使之然歟？又最近時欲數息，而息之微細，至不復可數。其運力入腹時，丹田時熱時否，偶有時其力速及尾閭骨，並對腰穴，力之所至，亦時深時淺，而三摩地祕法所謂「藏識」、所謂「小靈通」者，終不可得而見。此皆急欲就正於有道，而求指迷津者也。間有稍呈異象，如息至極微時，通身之氣血似若於肌膚間，知其運動者然；而通身毛竅則時覺潤澤，而似汗非汗；又由丹田運力過背上巔時，而對臍之部，時有熱氣，頭下脊骨，一息一聲；又集力入腹時，身體亦時形搖動之意，似與《靜坐三年》所說相同，而愚則常強制之，而不使動也（余之動甚烈，而動法每次不同）。似此種種，拉雜書之，用質高深，希賜函覆，以定去從，實紉高誼。

答：一、能掃除妄念，不能除無念想之念，鄙人亦是如此。僅坐久後偶得一空明澄澈之境耳，不能常也。其實至能持無念想之念，已非易易，自非大澈大悟者，不能盡除也。

二、咽喉之路，時若閉塞，至運氣從脊骨自頂而下，則漸漸復開，此則未開通第三關時，恆有此景象。三關通後，則自喉至胸腹，均十分寬暢，毫無閉塞矣。

三、數息原是掃除雜念之一種方便，至雜念能除，本以不數為宜。微細至不復可數，不數可也。

四、丹田時熱時否，運力時深時淺，均可聽之，不必求速效，久之自能增加熱力，一入坐即得之。至所謂「藏識」，所謂「小靈通」，此凡夫所不易見者，鄙人亦未見過，不敢以揣測之言答覆也。

五、息至極微，通身之氣血，似若於肌膚間，知其運動，又毛竅覺潤澤，此即近乎體呼吸，實妙境也。商務書館所刊《身心強健祕訣》中，言此頗詳。

六、由丹田運力過背上巔時，對臍之部時有熱氣，乃當然之事。至所謂頸下脊骨一息一聲，鄙人亦未經過此境，或各人生理不同之故，似無大關係。

七、集力入腹，身體時形動搖，切勿強制之。雖動搖甚烈，亦無妨，久之自能歸於靜止。

學生戚允中

問：一、寢前習練八段錦，然後入坐，可否？唯晨起稍覺力疲，是否過於勞動所致？

二、計自九點半鐘入坐，至十時就寢，明日五點半起身，計安寢不過七時，有妨衛生否？

三、不能坐一時之久，約坐半時，即要膂痛不可支，於是平臥片刻，同時摩撫下腹，可否？

四、於上課時練習正呼吸，可否？

五、靜坐與睡坐，孰為有益？多坐少臥可否？

六、溯自靜坐以來，未嘗一入夢境，此亦是效否？

答：一、寢前習八段錦，然後入坐，頗合。晨起覺力疲者，或初習時則然，久則可免。

二、青年人最好睡足八小時，有七時亦不致妨害衛生。鄙見若校中體操功課不間斷，則可以練八段錦之時間，補足睡眠。

三、坐半時即腰痛，不如用手掌搓至極熱，摩擦兩腰為宜。

四、上課時練習正呼吸，亦不妨，唯不可妨及聽講，應注意。

五、靜坐神斂於內，睡臥神散於外，論其原理，自以靜坐為有益，然須視功候深淺為斷。老僧入定，有能終年不睡者，初學則不宜。多坐固可，少臥則不可。學者在校肄業，若恐早晚無多坐之時間，則不妨於傍晚散課後入坐一次，星期日亦可多坐以補充之。

六、靜坐後能無夢，此境頗不易得，乃大效也。

學生翁涵伯

問：涵伯素體懦弱，疾病叢生，延醫診治，終鮮效果。尋友人惠我修養書數冊，間有《因是子靜坐法》一書，其法簡單易行，且其理亦極明瞭。二月初旬即實行，至五月即覺精神爽適，舉動不倦，可知余體已進於健康，較之曩昔，判若二人。此種愉快之境，想必靜坐所賜也。顧僅六、七旬而效果竟如此，殆人之體質各殊，有以致之乎？尚有數疑，希賜教之。敬列如左：

一、涵伯素無夢遺一疾，自三月始靜坐，迄五月間，各病逐漸消滅，精神亦覺爽快，方以為病竟豁然，詎知六月中旬，夢遺忽作。此疾究如何發生？殆余體質不健全所致歟？抑宿疾尚未癒，因靜坐輾轉發生歟？涵伯無從索解。

二、自二月初，開始練習靜坐，當時覺念慮橫來，迄今數月，似較昔略有進步，可一分鐘無思無慮，如入太虛之境，然有時幾不能自持，此身被念慮所擾，且精神感不快，終至廢弛，不能完全入靜境。

三、每次靜坐三十分鐘時，足輒感麻木，至今日未能脫離，且較前益甚。先生靜坐功候甚深，對於體育一道，夙有心得，上陳各端，祈代為解釋，再示我以簡便之方法，則感激靡涯矣。

答：一、所謂素無夢遺之病，因靜坐而發生者，絕無此理。大概貴體素弱，精力不充，前此不見夢遺者，乃精衰之故，今因靜坐而精稍旺，乃滿而溢耳，斷非靜坐所致。此疾須澄清心境，不作色欲之想，方可絕其根。然苟不犯手淫之惡習，即一時不絕根，於身體不大妨害。

二、靜坐能有一分鐘無思無慮之境，是極好現象，當繼續行之不怠。果能持之以恆，即可不為念慮所擾。整理雜念方法，莫如回光返照，照定妄念之來源，實無起處，便得無念。

三、靜坐稍久，足必麻木，乃不能免之事。猶之初習體操，筋骨必痠痛也。解此困難有二法：⑴麻木至不能耐時，將兩腳緩緩放開，仍平坐而習靜，或竟不坐；⑵十分忍耐此麻木，漸至於無感覺，久後必復其原狀，毫無麻木。如此忍耐，經過數次，則以後即坐至一兩點鐘，亦不致麻木矣。

學生陳登甲、王近信

問：讀靜坐法，一時心頗傾慕，因無恆久力，雖試行之，時嘗間斷。嗣參究理學，旁及道家丹經、釋門禪坐等書，知跏坐為養生之要事，而悟道者亦賴於是，信仰之心，自此加厚。近半年來，雖不能行之獲益，而間斷之時較少，中間發見疑點，積之於心者，願就正焉，幸有以教之。

一、左腳加右腳上，或右腳加左腳上，在尊著中以為無關緊要，他書謂必左加於右（見《修習止觀坐禪法要》、《禪坐三昧法》），手亦然，或別有說乎？

二、全跏坐者，臀部下墊物，宜稍加高否？

三、坐在床上或地上，二者孰為適宜？

四、有云重累手相對者，是即所謂合十式否？

五、脞居體之何部（胃之受水穀曰脘；臍上五寸為上脘；臍上四寸為中脘，即胃之幕；臍上二寸當胃下口為下脘）？

六、未開眼前，摩手令暖，以揜兩眼，然後開之。摩手用力，是否合宜？

七、何謂「按摩法」？

八、坐前後宜於院中行深呼吸否？

九、於坐中口出唾液時，宜吐出，或宜嚥下？

十、勉強久坐，是否有礙？

十一、坐如不合法則，有危險否（有云因坐嘔血者，吳柳仙《天仙證論・危險篇》）？

十二、坐後或坐中，有時氣下洩，或上行作噫，是何現象？

十三、坐中以意領氣，使遍周身。有時領不起來，有時即領起亦不能送至某部，如不能過膝至足是，此屬生理關係，抑屬心理關係？

十四、領氣周身後，即覺全身散而無力，不欲續坐，何故？

十五、坐時則心止丹田，非坐時則心止足下，可否（見《坐禪法要・治病第九》）？

十六、有病時則安心止病處，能治病否（常言能忘病為治病之一法，似與此相反）？

十七、六氣十二息之法若何？可用否？

十八、調息宜單行否（指尋常練習調息言）？

十九、飯後靜坐宜否（見《白沙全集》）？

二十、坐中如無一點提氣時，則覺心房之鼓動與周身血脈之鼓動相應，是好現象否？

二十一、靜坐與拳術，能否並行練習？

二十二、練習靜坐時，食量宜稍減否？

二十三、有言靜坐為消極的，易流於枯寂厭世，非少年人所宜練習，信否？

二十四、坐中丹田發熱極微，何故？

二十五、內功主側身臥，外功主仰身臥，臥與呼吸極有關係，二者孰為適宜？

答：一、左腳加右腳，或右腳加左腳上，在宗教家有一定規則，以生理上考之，絕無關緊要。

二、無論全跏坐、半跏坐，臀部下墊物均可稍高，以臀不受壓為度。

三、床上離地較高，可免溼氣，似以坐在床上為宜。但地上鋪木板者亦不妨。

四、合十式，乃指僧家兩掌相合作禮也。靜坐時不作此式。

五、胃之內腔為脞，即所謂胃脘也。

六、摩手令暖，以揜兩眼，未嘗不可。唯靜坐之後，摩手時宜緩緩用力，不可太過。

七、用手撫摩身體，使血脈流通，以癒疾病，謂之「按摩法」。我國昔時有此醫術，今尚見之。日本頗流行，女學校中有採做教科者。

八、坐前後於院中深行呼吸，頗宜。

九、坐時口生津液，乃極好之事，宜嚥下。舊法本有用舌攪口中，使生津液，嘓嘓嚥下之說。

十、勉強久坐，如能忍耐亦無礙，但不可過於勉強。

十一、坐時若恆以「自然」二字為主，絕無不合法之患，即無憂危險。

十二、坐後或坐時，氣下洩或上行者，乃氣血流通之徵，是好現象。

十三、坐中以意領氣使遍全身，有時領不起者，是功候未到之故，氣足自能之。與生理、心理無甚關係，且不必強求。

十四、領氣周身即覺散而無力者，亦氣未足之徵。

十五、坐時與非坐時均能心止丹田，最好。

十六、有病時能忘病，最妙。觀藤田氏《身心調和法》、《身心強健祕訣》，可悟其理。

十七、六氣者，一吹、二呼、三嘻、四呵、五嘘、六呬。吹屬腎，呼屬脾，嘻屬三焦，呵屬心，嘘屬肝，呬屬肺。靜坐時口中微念此六字之音，以祛各臟腑之濁氣也。十二息之用法，乃善用觀想，運作十二種鼻息，以治各病。鄙人於此卻未試過，具詳於《小止觀》一書中，若用之，均無不宜。

十八、調息盡可單行。

十九、飯後靜坐，須隔二十分或半小時方可。

二十、坐中覺心房鼓動，與周身血脈相應者，乃普通現象，蓋靜時方能聞之也。

二十一、靜坐與拳術可以並行，唯靜坐方畢，宜稍稍緩步動作，方可習拳。習拳後亦宜緩步或稍休，方可入坐。

二十二、多食最有害，無論靜坐與否，能減少食量皆佳。可參看拙著《廢止朝食論》。

二十三、厭世與用世，在各人志趣如何。靜坐在精神方面為積極，精神為一切做事之根本，焉有消極之理？唯我國道書中，多有導人厭世之語，不可不辨。佛學流行東方，我國習之者，多出世思想，日本則用之以強國，亦是此理，全視用者趨向如何，於學說無與也。

二十四、坐中丹田發熱極微，亦功候尚淺之故，久則自微而漸大。

二十五、臥以側身為宜，且須以右脅向下，使心臟不受肺葉之壓迫。

直隸長垣寧祥瑞

問：祥體素孱弱，好疑多思，以致浮火上炎，耳鳴頭暈，心悸肉跳，百病環生。客歲十月下旬，偶得先生靜坐法一書，讀之終篇，不忍釋手，遂慨然效之。始則忽做忽已，今歲諸病如恆，自思年歲方富，前途正未有艾，似此病魔纏身，將何以崇德而廣業？因續行靜坐，永矢勿諼。古人云：「疑難處便質問。」謹將不明之點，條舉於下，想先生誨人不倦，當必有以教我也。

一、靜坐時每覺心內急躁，愈強制則其勢愈甚，當用何法以治之？

二、入坐半句鐘後，二足輒感麻木，再遲數分，則重不可移。如此繼續不絕，亦有害否？

三、用單盤膝法，頗屬易易，但不知二足互易，亦有礙於靜坐否？

四、所謂心窩，是否指心尖搏動之處？苟非了無塵滓，即不能降下否？

五、若以故外出，或有客來，不能靜坐，或以事繁，不能多坐，前此功夫即胥化為烏有否？

六、靜坐時上足不能貼於被褥，另以他物墊於臀部，可否？

七、若以他故，致就寢太晚，翌晨仍六點起床，以靜坐代睡眠，可否？

答：一、靜坐時覺心內急躁，不可強制，宜一切放下，當作我身已死看待，所謂置之死地而後生，可以借喻也。

二、足部麻木，能忍耐之，則麻木之極，必仍回復原狀。若經過此級，以後即無麻木之慮。如不能耐，則徐徐放開之，了無害處。

三、單盤膝二足互易，宜輕宜緩，無礙於靜坐。

四、所謂心窩，在身體外形，則當於兩脅骨下中央凹處，身內則為橫膈膜所在處。呼吸之氣漸漸深長，能達小腹，斯時橫膈膜能下降，即心窩之下降也。

五、靜坐之功夫，雖因他事間斷，以前者絕不化為烏有，唯進步略遲耳。

六、靜坐時臀部本應墊高二、三寸，使外腎懸空。斯時上腿向下斜，亦可減輕麻木。

七、就寢最好有定時，若太晚，翌晨以靜坐代睡眠，亦可。然坐時昏睡，則不必勉強，仍以假寐為宜。

學生張緝

問： 自讀大著靜坐法以來，未嘗不傾心嚮往。昨得光臨敝校講演，諦聽之餘，形神俱忘，勝讀十年書矣。茲有關於原理方法中質疑七條，敬列於左。

原理篇中言人生始於臍，故灌溉當自臍始。由是言之，靜坐時凝集心意注之於臍可也，何必注之臍下丹田乎？有謂人生始於鼻，故靜坐當注視鼻尖。是說與先生之論歧異，此可疑者一。

丹田名曰重心。既曰「重心」，必是一點可知。但此點宜居下腹何部，不可不定。或云由臍垂下之一寸五分處即是，先生所云之位置，亦在此耶？此可疑者二。

靜坐固是存想丹田，然存想必用意志，用意志是生念矣，與勿起念之語稍異。抑存想之念單純，與他妄念有別乎？此可疑者三。

腹部呼吸時，不易鎮定。如鎮之於吸，必動之於呼，或鎮之於呼，必動之於吸，重心不易使之充實臍下，未知當用何法方可？此可疑者四。

收視內視，似有區別。收視者，想收住視力不用之謂；內視者，想仍用視力，不過與外有別之謂。書中言靜坐當收視返聽，又云用內視法以絕妄念，二者似不可得兼。或鄙見有誤乎？且絕妄時，甲念起返之甲，乙念起返之乙，是注意於甲念或乙念矣，而與專意存想丹田之理，似乎反對。有謂坐時眼宜視丹田部分，由內由外，則未論及。究不知其理當否？此可疑者五。

對於靜坐之關係各部者，先生論之詳矣，唯舌之位置，付之闕如。抑無何等之關係歟？或云：舌宜上抵牙根（舊稱如是之舌為「天橋」），蓋如此津液較多，更將是液緩嚥，以意引至丹田為止。先生坐時，是否用此功夫？此可疑者六。

呼吸時不可間斷，有謂宜間以休息者，是說不知然否？又吸氣時橫膈膜下壓，腹部必當膨脹；呼時橫膈膜上壓，腹部應當收縮，此氣體之公例也。然正呼吸則反此，不知何故？又云未起床時，且調整呼吸。但斯時空氣惡濁，有礙調息，能否於寢前時行之？且撫摩下腹，是否為呼吸正否之檢察？此可疑者七。

總此七疑，質諸左右，若能惠教一二，使茅塞乍開，則感無涯矣。

答：一、灌溉草木，亦當其根下施肥。注心意於臍下丹田，其理正同。就實際言，所謂集注心意時，丹田之範圍亦絕非微小之一點，即臍部亦包括及之。自來靜坐之術，本有兩派：一注視臍下丹田，一注視鼻尖。二者各有門戶之見，各有理由，吾儕唯取其有益衛生耳。足下既從此法入手，似不必中途改變。

二、丹田之說，出於古書；重心之說，假用科學。古書或言臍下一寸五分，或云一寸三分，鄙人實驗之時，覺其範圍亦稍廣，並非一點。即言一點，此點亦大。若必加以穿鑿，定為幾寸幾分，似非確實。且碩腹者與儉腹者之尺寸焉能從同？故只渾言臍下，不言尺寸。

三、完全無念，吾人此時所不可能。存想者，無念之念也。來書所謂存想之念單純，與他妄念有別，其說甚是。

四、所謂鎮定下腹者，乃以心意作用鎮定之，與腹皮之伸縮無關係。即就腹皮之伸縮言，若能進於靜呼吸，則腹皮之動已至微細，殆不覺矣（《身心強健祕訣》中言靜呼吸頗詳）。

五、收視內視，誠有用不用之區別。拙著所云收視返聽，指不用時言；內視則指用時言之。用內視法以絕妄念時，當將吾之精神提開，觀此等妄念之起伏，不可注意於念。妄念漸少，則精神自集中於丹田。請實地證之，自知其與存想丹田之理初無反對。蓋果能把持此存想，使之不亂，則妄念自然漸少，有時且至於無也。坐時眼視丹田部分，以內視為正當，然初學者或因閉目易於昏睡，則不妨微開其眼，兼由外視（《靜坐三年》中曾論及。）

六、舌之位置，照古書所說，宜抵上顎，並有用舌攪轉顎內顎外，使生津液漱嚥諸法。鄙人坐時，亦恆為之，唯與生理上究有何等重大關係，尚未能實指，故拙著中略之。

七、呼吸時有主張中間不可間斷者（《靜坐三年》內詳之，拙著亦取此說），有主張中間宜稍停者（《身心調和法》及《身心強健祕訣》內詳之）。前者意在使氣流通無滯，後者意在使呼吸完足，二者各有理由，學者不妨自擇，亦不妨兼試。正呼吸所以反乎氣體公例者，在使初學易於下手，運動橫膈膜較易。若功候久而能進於靜呼吸，則此法可不用矣。未起床時，調整呼吸，此就鄙人經驗言之。蓋鄙人臥室只有一人，且終年開窗揭帳而臥（到平後，雖不能洞開窗戶，然苟非大風之夕，紙窗必捲起，帳門必揭開一邊），故室內空氣流通。若君等寄宿舍人多，則空氣混濁難免，寢前行之，亦自不妨。唯終日疲勞，寢前易於昏睡耳。鄙見不妨擇近窗之床榻、空氣流通之處，則自以早晨精神爽健時行之為宜。又君等若能於每日放課後四、五時傾，結合同志，為靜坐會，商諸校中，擇一僻靜之室行之，似更有益。撫摩腹部，不過助血液之運行、筋肉之活動，並非檢察呼吸正否也。

滕驥

問：驥亦一習靜坐者，讀公平日著作，可謂於藤田、岡田之外，別開生面矣。日昨又得友人介紹，聆公演說，尤為悅服。唯驥之功尚淺薄，對於此道，有一、二懷疑處，不揣冒昧，特以函詢，條列於後。

一、習靜坐者，是否有戒絕色欲及兼作外功（如體操八段錦是）之必要？

二、公近年內之效驗如何？每次震動後，有無別種狀態？

三、聞直隸樂亭縣有周老人者，亦習此道，每於坐後能令元神出舍，公知其人且信其事否？

答：一、習靜坐者，若能完全戒絕色欲，則收效愈速，唯非一般人所能行。即僕者，久有戒絕之志願，而尚未實行，乃勉力從事節欲，兼作外功，使肉體強健更佳。僕則每晨恆習八段錦，有時亦做輟，蓋不免重內而輕外也。

二、鄙人近來一入坐，即周身軟酥溫熱，不復震動，蓋達體呼吸地步。震動乃初通三關之景象也。

三、周老人之元神出舍，僕雖未見其人，而深信必有其事。如鄙人者，只須謝絕人事，專修數年，必達此境。然鄙人於道家之術，特取其下半截，以為衛生之實用。至於仙術，則謂與其用全力學之，不如學佛。蓋仙術之元神出舍，修成者仍屬識神，不能超出三界輪迴，必如佛之修成正覺，乃能超出三界，不受輪轉。鄙人近所致力者在此。演講靜坐法，只以為衛生為範圍者亦此意。

問：百病叢生，今歲春得讀尊著靜坐法，稍悉其理，仿行數月，獲益甚多，病亦漸癒。尤可喜者，漸善忘，自實習靜坐後，雖月餘往事，猶能追憶及之。意者殆緣靜坐之功歟？唯靜坐時，腰脊酸痛，不能久坐，兼之雜念頻興，雖數息不歇，然終不可除。易以他法治之，則尤甚焉。豈經歷未深，抑亦練習未善所致耶？又漸於未寢前，靜坐既罷，就蓐後覺腹部膨脹不安，移時乃止，此尤所未解。

杜漸

答：一、靜坐確能增長記憶力。腰膂酸痛以及雜念繁興，皆由習練未純熟之故。循乎自然，持之以恆，此患漸免。腰膂酸痛，於入坐前後，可用兩掌搓熱，在腰部向下撫摩。至治雜念之法，不外乎返觀。觀此念之所由起，令其漸少。空明澄澈之境，非經數年，不易達到也。

二、腹部膨脹不安，或胃中本有病，或靜坐時呼吸用力，或心窩未能下降之故，絕不為害。功夫稍久，即無此患。

北平高等師範學校於民國六年冬，由陳哲甫先生組織靜坐法練習會，請蔣竹莊先生，逢水曜日蒞校指導。入會學生約五十人，師生歷次問答，錄入該校週報，問者附注姓名，答者即為蔣先生。

趙明樂

問：樂初行靜坐，雜念紛擾，既而稀，近則略，略可止，但須用力禁制，未能自然。當雜念由少入止之際，丹田熱氣頻作，且覺全身由上而下，有一種大力下注。斯二現象，於佇立止觀時，尤覺顯著，於此原理不明。又藤田靈齋所謂公案法，是否可以兼行？敬祈俯教。

答：雜念不必用力禁止，最好於返照時觀其起伏處，而中斷其攀援。參看郭君清和、魯君世英之答問。全身由上而下，有大力下注者，乃極好現象，宜以意徐徐引之，使由尾閭漸上背脊。藤田公案法於除去他種雜念甚便，可以兼行。

郭清和

問：靜坐之經過，一、心得：靜坐時間，於晚九點四十分鐘行之。初有種種困難，後漸就適，腿盤既安，思慮亦減，氣息亦較沉著。坐二十分鐘後，就榻安眠，無復有曩昔幻夢不寐之病，因之精神強健。二、疑問：靜坐時，思念縈迴，以強力制之，往往不克，而思制之之念與他念何異？畢竟何以除念？又坐時傍有異聲微響，輒興起思想，果何法以防制之？敬質。

答：不必用強力制之，但提開自己之精神，一若居高臨下，返觀思念之起伏而中斷之，不使甲念攀援乙念即可。思念再起，再用此法。吾人絕不能將思念掃除淨盡，但將妄念集於一點，所謂無念之念也。入坐時最好以意將耳根收縮，返聽自己之呼吸出入，日久功深，則身傍微響，如不聞矣。

魯世英

問：學生近三四年來，精神枯滯，心緒騷亂，久欲從事鍛鍊精神，乃以無人指導，未得其法。兼以志行薄弱，終亦未能實行，而心神之不佳滋甚。及靜坐會成立，並見先生著作，知靜坐為修養良法，而確有奇效，故踴躍入會，矢志力行。此後每日臨睡靜坐二十分鐘許，未嘗間斷。唯放假旋里後，致未按時練習。計自入會練習月餘，心神雖無大進，而每次坐後，氣體頗覺舒泰云。

疑問：返照法，書中言不必強求妄念不生，可默察其起滅頭緒理清之。甲念起則返之甲，乙念起則返之乙，所謂返之者何如？當遇事時，雖些小無關係，亦輒纏綿心中，不能屏除，不知此病緣何而致？宜如何用力以矯正之？靜坐時氣出入上下循環，用意導之，可否？

答：吾人之妄念，皆為攀援心。自甲至乙，自乙至丙至丁，輾轉無窮。若能於返照時，得其頭緒，立時中斷其攀援，使甲念不及傳至乙念，即謂之返。此須於念起時屢屢為之。小事亦纏綿心中而不能屏除者，以過於執著也。當思吾人之身，亦係十數種物質化合，全是虛假，身外之事物，更無可執著，故宜一切放下。

氣出入上下用意導之，亦無不可，但切勿用力（指氣言）。

尤桐

問：桐性質魯鈍，先生授一藝，即堅持不忘。今靜坐行已越月，每日於就榻前，以二十分鐘為限，無一日間也。

心得：初行靜坐法時，全體或動或欹，輒以為苦。然既知其益，仍力行不輟。十日後腿盤稍平，身體亦較穩適。復以衣為拘束，後乃裸體而坐，披以大衣。如是者久矣，時常覺有氣直抵肛門，同時行正呼吸，其氣若出若還，消滅烏有。又坐時雖不能禁心有所思，然所思者率多先生所教之姿勢或方法，或心悠然遠逝。思而不思者，不過一、二分鐘耳。然每行適然恬然，已逃出苦難久矣。

疑問：一、坐時默數一二，心仍外馳，若聽其自然，毫不之顧，可耶否耶？

二、有氣下行，直抵肛門，此為善現象乎？抑為惡現象乎？

三、先生有言，行默視術，由鼻尖至丹田，若直接以心意注於丹田，其結果有差異否？

答：一、默數一二，心仍外馳者，若自己覺得外馳時，立即收攝，使之凝集。如此屢屢反復為之，自能漸有把握。

二、有氣下行直抵肛門，是為善現象，然不必因此欣喜，聽其自然。氣盛時徐徐以意（切勿用力）引之，自肛門上脊背。

三、默視由鼻尖而下者，因初學之人不能直接心注丹田之故，若能直注丹田，更好。

李樹峻

問：峻自去歲十二月二十一日開始靜坐，至今已兩月有餘，頗著成效，唯疑問之處亦多，茲分述於下，幸夫子有以指教之。

心得：初行靜坐，每日早晚二次。早在操棚草薦上，坐二十分鐘；晚在床褥上，坐十分鐘。唯因早起偶受涼氣，患咳嗽甚劇，又因草薦太涼，致使便帶血，故兩週即廢去早坐，只有晚間十分鐘之一次耳。至今六十餘日，未嘗間斷。故所有心得，亦正有可述者。峻素有遺精之病，平均五、六日一次，致精神委靡，甚覺不利。雖常服中西之藥，力求衛生之術，罔有效力。乃自靜坐以來，六十餘日，而遺精之數，僅有兩次，精神亦爽快異常，誠奇效也。以故自勉之力甚強，庶免中輟之虞矣。

疑問：心窩係何物？居身體何處？心窩降下之方法，在時時注意於下腹，其注意之法若何？是否意中存一下腹之概念？

以心意之作用除雜念，而注意凝集於下部，重心自然鎮定，注意凝集之方法若何？

去妄念在用返照法，即返觀吾之意識，返觀之方法若何？

重心與心窩，重心不能鎮定，心窩不能降下，有何區別？

答：心窩即兩胸骨中間凹下處，用心意專注於下腹，不注意於胸部，則心窩處覺空鬆無物，是謂下降。注意之意力，確能達於下腹部，非僅存一概念之謂。

注意凝集，言將吾之心意，使凝聚於下腹部也。心理學公例，凡心意注於一點愈明瞭，則他種雜念自消。

返觀吾之意識，即閉目內視，實則以心代目之用。

重心在下腹，心窩則在胸下，心窩不能降下，則注意必不能達於下腹，此其區別也。

張緝

問： 一、靜坐法中，謂有病而坐者，不宜思及癒病之念。然有謂有病者宜選一健康之念以為公案，其理有無衝突？

二、內視丹田時，眼與意並行乎？抑僅用意志以代目乎？若用眼直接下視，此時目雖閉，而眼球則多向下方凸出，能否有害於目？且常聞人之有近視病者，多由眼球凸出者也。

三、坐時腹內格格作響，繼之以噎或放屁等，何故？且達靜境之際，則手足由冷而熱，或由冷而出汗，病耶？抑亦靜坐之有得耶？敬祈指導為幸。

答： 一、並無衝突。蓋吾人本不應有病，病為精神之消極狀態，並非實在。若存一癒病之念，是承認病之實在矣。故選一健康公案，以回復精神之積極狀態，則不思癒病而病自癒。

二、用意志以代目。

三、腹響及噎、放屁等，均因氣分流通之故。靜坐後血脈周流無滯，全身及手足皆熱以至出汗，皆為效驗。

江純璋

問：昨夜靜坐，漸覺有異。所謂異者，飄飄然無人無我不識不知之境界也。顧昨夜尚未至於無人無我不識不知，微覺初到飄飄之境而已，且為時甚暫，方至飄飄，而雜念復起，急屏除之，又至飄飄，而雜念又起。如是者數四。至最後一次，覺得飄飄之際，忽而熱力一股，由鼻而口之天堂，而喉、而胸，此時遍身毛管忽開，心中驚異，而至胸部之熱力不識行至何處（因驚異，故不自覺也）。即仍鎮靜，又覺背後熱力一股，由腰下而上，直至頭頂，遂覺全身火熱，大汗浸淫。至此由驚而懼、由懼而恐，不復能靜，熱即遽消，汗亦頓止，而既出之汗，頭部最多，而頰間幾欲珠珠下滴。怪哉怪哉！此何故歟？請問靜坐之法，有百利而無一害歟？抑肢體呼吸間，偶有不合規矩之處，遂生壞影響而害人歟？此急欲問明，方敢從事耳。

答：此是極好影響，並非壞影響。汗出者，即體中老廢物向外排洩也，切勿驚懼，宜一聽其自然。熱力盛時，可以意引之，使自後漸上，由頂而下至丹田，如此循環不息。

孟廣照

問：靜坐之經過：自去歲十一月入靜坐會以來，即早晚靜坐。雖值盛寒，未嘗或廢。初時唯按時入坐，並無何種異狀，久後乃覺氣能運入下腹，漸洋溢於全身，丹田處生熱力，頻頻衝動，坐時殊覺娛快。且平時精神較昔爽健，夜間睡眠頗熟。於此短期中，已獲此效力，知精神界之光輝燦爛，靈妙無倫，而非孜孜於物質界者所能窺其奧蘊也。

一、靜坐之效果，能使精神指導肉體之勢力強大。則飯後靜坐，用意指揮，以血液助消化，當大有益於人生。而靜坐法云「飯後半小時後，方可靜坐」，究屬何故？

二、岡田氏靜坐法中，除靜坐姿勢外，尚有所謂不斷姿勢者，欲實行此種姿勢，未審有無弊害？且其中應注意者為何？

三、靜坐之效固大，唯至功夫好時，是否可以廢去運動？如云無論何時，動靜俱宜調和，則靜坐與運動二者，必如何而後相利而不相妨？即必如何而後得調和也？

答：一、靜坐必用腹式呼吸，呼吸時肺之漲縮範圍擴大，有妨胃之工作，故飯後不宜也。且生理天然妙用，凡某處有動作，血液自然聚集於某處，不必再加人工，使之太過。飯後胃中營消化作用，全身血液多來注於此，若再加以人工，則無益有害矣。

二、所謂不斷之姿勢，應無論行住坐臥，皆注意於下腹部。若能實行，其益無窮，可無弊害。唯用心作文或聽講時，則不可。

三、靜坐功夫純熟時，即廢去運動，初無妨礙，但總以兼行運動為佳。劇烈運動後勿驟然入靜，靜坐後勿驟然運動，中間相隔半小時或十餘分鐘，自無不調和之慮。

馮文淇

問：淇近日每當晨靜坐，腹恆作響。初在腹上，既移臍下，愈響則氣愈暢通，神愈愉快。當午後及就寢前靜坐，則不作響。似空腹較實腹運力，易達丹田。腹響是否運力入腹所必經？抑係偶然之作用？又「鎮定下腹」一語，是否指常使下腹膨脹，不使收縮而言？

答：腹響為氣分流通之證。此氣流通於胃腸中，故空腹時易響，實腹時不響。氣入丹田，空腹時當然較實腹易達。腹響蓋為運力入腹所必經，非偶然之作用。日久，用功氣分十分通暢，則不復響矣。「鎮定下腹」一語，確是指常膨脹不收縮而言，然須久鍊方能，初學時不易臻此。

陳恩榮

問：心得，自去歲十一月靜坐，每臨臥時，坐榻數息至五十，而腹中無動靜，而氣甚調勻，有一種甘適之境，不可言喻。

答：以後更有進境。

問：數至五十息時，肩背頭汗，此時一息便止。是否不息，令汗出，孰是？

答：最好不息，俾汗出後再止。

武茂緒

問： 心得，初盤坐時，兩腿疼痛，呼吸不能順適。為之既久，困難遞減。至今則肢體安然，呼吸亦漸歸自然，而睡中之幻夢亦罕。

疑問，靜坐心貴沉斂，呼吸尚自然。茂於靜坐時，口若默數「一、二、三」等數目，或外國文字母，則心雖寡念，而呼吸不能自然。若不數，則心中之思念難去。尚望先生示以兩全之法。

答： 入坐時，先將呼吸調勻，不使或長或短，然後數息，此患自免。

范煜璲

問： 腰部挺直，必須用力，稍不留意，則脊骨下曲。然用力久時，脊骨漸疼，同時胸間亦疼。若欲下墜。有何法不用力而腰自直？胸部疼起而欲下墜者，何故？此現象在入坐三十分鐘以後。初習靜坐時，十分鐘即腿麻，月餘工夫，能坐至四十分而腿始麻。在未習靜坐以前，每就臥時，必雜念紛來，致不能即時入睡；今日就臥時，妄念漸少，可謂進步，唯靜坐時之雜念，終不能掃除之。

答： 腰部切勿用力挺直，唯覺得脊骨下曲時，留意矯正之可耳。靜坐終須牢記「自然」二字，無論生理心理方面皆然。若欲腰之自直，除非用雙盤腿方可。胸部疼起欲墜者，為脊骨牽連作痛，無他故也。靜坐時之雜念，只能使之漸少，不必悉數掃除。

蔣詵振

問：學生體力素弱，且有宿病。自二歲時即患偏墜（又名小腸氣下），每服補劑，常加升麻以提氣。今學靜坐，覺氣往下行，達於病處，與醫者之施治，適相矛盾，未悉日後有妨礙否？再，靜坐之際，覺有耳塞之狀，靜坐之後，又眼瞼緊閉，如熟睡驚醒而不能遽啟，此種狀態，多所不解。

答：氣往下行時，當以心意注定下腹，勿助其行，聽其自然，絕無妨礙。余二十年前亦有此病，且因靜坐而得癒也。耳塞及眼瞼不能驟開，皆由各人生理不同之故，可於坐前或坐後，用兩大指背摩擦至熱，以揉搓耳廓及眼皮，三十遍、二十遍均可。又坐時可微開其眼，不必緊閉。

江純璋

問：昨夜靜坐之際，忽覺臍部以下特別空虛，而於其中心點，若有一核然，恍惚之間，尚覺可見，稍帶紅色。又覺其熱度特高，且可見其擺動，而吸入之氣，則欲更往下行。當此之際，全身毛孔均開，且並汗出。唯既發見此現象，心中驚異，大約經過三數分鐘，不能維持靜坐，遂臥而睡覺。此不知是何故也？

答：此係精神集中所生之好現象，不必驚異，仍宜聽其自然。如若震動，則徐徐以意（不可用力）引之，自後上升。

徐鴻逵

問：逵體質素弱，服藥餌有年矣，久欲屏棄之，其道無由。去年於琉璃廠書肆，購得《衛生要術》，載八段錦（一名十二段錦）及靜坐之法，乃決意於早晚努力行之。習八段錦之後，早晨靜坐十分鐘或二十分鐘，未逾一月，漸著效驗，乃始終不怠。雖八段錦有時不習，而靜坐則毫未間斷，迄今已逾一年。此中自信之點固多，然懷疑之處亦復不少。茲分為效驗、質疑、發問三項，敬請先生一一指示之。

甲、效驗：一、靜坐一月後，丹田微覺有熱氣；二、去年旅行臥佛寺時，在陰曆清明節，天氣尚不甚暖，僅衣夏季制服歸，時北風餘威未減，恐因此致病，然得以無恙者，皆丹田熱氣擁護之力也；三、因體質過弱，常有不眠之病，因靜坐而漸癒，雖或因氣候之變，夜中或醒，然旋即睡熟，不復有昔年終夜不眠之病矣；四、冬日靜坐久，覺足部甚冷（此逵體弱之故，昔年即復如此），近來靜坐後，覺足部漸暖，氣候雖變，亦不足為慮；五、靜坐毫無欲念時，則丹田熱氣直衝動會陰部，然心不外動，轉瞬即止；六、腦力疲倦時，能以靜坐之功，漸復其原狀。

乙、質疑：一、早晨初醒，或時覺小腹微痛；二、若小腹痛時，丹田熱氣，覺不甚著；三、腸胃之病，恆不能免，似覺有礙靜坐之功；四、靜坐時，覺泥丸或額部有一種障礙力；五、遺精之病，亦不能免，若最長時，或至二個月，最短時，有未逾來復者。且遺精之前，頗能預覺，然無法以制之，昔年為滑，近則或入於夢；六、神經有時失其感覺，或睡時足部忽動，如傾跌之狀。

丙、發問：一、靜坐與食品之關係？二、靜坐必在空腹時之理由？三、靜坐使雜念全息之法則？四、八段錦之法與靜坐有無妨礙？

答：乙一二、或因注意下腹時用力太過之故，否則係夜臥受涼，與靜坐無涉。腹中既微痛，則稍有障礙，熱氣當然減少；乙三、絕不妨礙靜坐之功。若恆久不懈，可使腸胃之病漸癒；乙四、係因平時用腦過度之故，且節減腦力；乙五、有夢已較滑精為癒。此病最難根本全治，必須平時刻刻留神，不起欲念方可。然病不加增，亦無大礙；乙六、亦係平時用腦過度所致。

丙一、食品之選擇，不必過於拘泥，唯就素所嗜好者食之。最宜平時注意少食，不可過飽；丙二、並不必限於空腹。食後半小時內，胃中正在營消化工作，靜坐必用深長呼吸，恐妨胃之動作，故不宜耳。早晨入坐，則取精神清明，亦非專取空腹也；丙三、雜念絕不能全息，唯有抱定一念以代之，其法最良（藤田氏書中，言此最詳），日久純熟，自不為擾亂；丙四、八段錦中，多半是外功，若有餘暇練習之，足以補助靜坐，並無妨礙。

范光珺

問：功效：生每日夜間靜坐一次，初則氣不下降，反覺胸部燥悶，今則胸腹相通，上下暢快，小腹脹大如鼓，並覺稍有動靜，唯不作聲耳。疑問：靜坐時如有過高聲音及振動時，胸內覺稍疼痛。

答：聲音及振動，非疼痛之直接原因，想係用功過猛，呼吸著力，氣雖下降，胸部實未空鬆，因外界振動戟刺神經而覺痛耳，宜從「自然」二字，十分留意。

馮文淇

問：淇近日晨起靜坐，腹中雷鳴如故，自本月六日早，忽生奇景，覺熱力發自眉端，旋達眼簾，目前忽放光明，若曝朝日，最後達於鼻端，自是而後，每晚靜坐，便覺項背生熱，額部則時而顫動，腹部氣亦微動，然不甚著，周身微作汗，而目前之光不復顯。習靜坐者，熱力每生自腹，而淇則發自眉端，未審其原理若何？是否善象？以後應若何注意？敬祈俯教。

答：熱力發自眉端及目前放光，均是好現象。蓋人身任督二脈循環之徑路，無論何處，精神若集中以注之，必能發生熱力或振動。凡熱必有光，發在上部，故眼易見也。以後有光無光，悉聽其自然，切勿執著，仍宜注視丹田為要。

梅占魁

問：飯前於靜坐有無妨礙？

答：無妨礙。

問：注意丹田及深呼吸，是否不擇時間（如飯前及浴後之類）？

答：除飯後胃中正營消化作用宜避外，餘均不擇時間。

問：初為深呼吸，是否宜微用力？小腹宜常使膨脹否？及呼與吸之時間，是否必使均一？呼吸與靜坐，是否為二事？

答：在野外練習深呼吸，或靜坐前練習，均不妨稍用力，入靜後則不可用功；小腹能使常膨脹更好，然不可勉強；呼與吸之時間宜均一；呼吸乃靜坐時生理方面之作用，固屬二事，然須臾不可離也。

問：靜坐久，姿勢稍覺不正，有無妨礙？

答：如靜坐功深，身內氣脈流通，則姿勢之正與不正，並無十分大關係。

問：若犯眼病，宜用何法治之？

答：每早晚以硼酸水洗滌，少用目力。

問：甲、心得：靜坐月餘來，有時腹中作響，呈下洩上宣之象，心念紛雜時則否。

乙、疑問：一、吸息時應否略將胸部提高？二、呼息時力入下腹，是否氣之一部分下行他部，於同時呼出？三、心窩降下，有何感覺可徵？四、平時腰間繫袴，用帶纏繞，是否有所妨礙？

答：疑問：一、用逆呼吸（即正呼吸）吸息時，可略將胸部提高，用自然呼吸則否。

二、呼息時入於腹，由經驗上察之，是利用腹部筋肉擠壓之力，而氣則全部呼出。

三、心窩下降，在生理方面，則胸腹交界處腹皮略見凹下；在心理方面，則覺胸內空洞無物。

四、平時腰間用帶纏繞，並無妨礙，唯不可過緊。

范煜璲

問：疑問：一、腹響月餘，今猶未止，若用力導氣下行，則響聲更大。用力助其響乎？抑任其自然乎？

二、響時稍久，旋即停止，此時雖用力下腹，亦不能響，數分鐘後，復響如故。若是屢斷屢續者，何故？

三、以一念治雜念常勝，先生所謂返照法，煜璲不甚明瞭，所謂甲念起返之甲，如何返法？

四、：晨坐時覺胸腹空鬆，氣息舒暢，心境極為愉快，晚坐時則無是景。

答：一、腹響是好現象，應聽其自然，不必用力引導。

二、屢斷屢續，乃氣分流通自然之結果。凡有動必有止，其中並無深奧之理。

三、若堅持一念，歷久不懈，必有能勝雜念之一日。返照者，閉目內觀，能斷妄念之攀援，使之止而不進，猶如返於原來發生之點，並非真有往返也。

四、早晨一夜睡眠後，神志清明，故較晚坐為勝。

徐廷展

問：一、心得：展性急，一事至，必立就而後快，然欲速不達，草率慌張之弊隨生，因之費時且僨事焉。自習靜坐後，初則僅坐後一二小時，稍感暢快，今則常有一種愉樂，有能屏除一切之概。又靜坐後覺體較輕捷，為各種運動時，頗能隨意。如攀捧，展向者不能，今則易易矣。

二、疑問：展幼為攀捧戲躍時，手未及捧，足已前浮，遂仰天跌下，氣不能通。經數友人挾行，始稍通順。嗣後每於運動，或行長路，血脈較平常流暢時，脊處感一種疼痛，若靜坐久，亦感同一之痛，一如一力上行，一力壓之使下者。近雖不甚劇，然莫喻其故，是否有礙？如何處之方稱得宜？願夫子詳教。又呼吸時，苟非意識制之，則吸氣腹反縮小，呼氣時反擴大，行深呼吸，覺此種形態較為自然者，何故？又靜坐閉眼，反不若開眼之易去攀援心，何者為宜？亦乞見教。

答：一、靜坐能變化氣質，日久功深，能使草率慌張變為精密鎮定。

二、背脊疼痛，即由攀捧跌傷所致，似宜減少此種運動以休養之。靜坐時宜純自然，勿有意挺腰，專注意下腹（勿用力），久則此痛可癒。

三、吸氣時腹縮，呼氣時擴大，合乎正呼吸之道，聽其自然，勿以意識制之。

四、靜坐時閉眼開眼（唯須微開）二法皆可，應就各人所宜擇用。既覺開眼適宜，即用開眼可也。

高興偉

問：偉自練習靜坐以來，睡前醒後，寂然不動於中，如是者匝月。十一夜，忽生功效，覺丹田熱氣顫動，頭部及四肢亦同時發熱。但靜坐片晌，丹田熱氣，沿尻骨升至背部，止而復作，至再至三，胸前頓生愉快，終未見有熱氣升入項部。及晨試之，而此等妙境，遂不復顯。如是者三天，自後雖睡前坐之，熱氣亦不來至丹田矣。試問熱氣之來也，晝潛而夜來，何故？是否關於屋內之溫度、腹中之飽枵？且有熱氣作用，雖久坐不見疲倦，無熱氣則坐後倦狀漸生矣。此中妙理，實難判決。若使昔時妙境復現，將來應如何矯正？如何注意？敬祈先生俯賜雅教。

答：熱氣之震動，恆在中夜，蓋睡眠後精神恢復之故。沿尻骨上升至背部，止而後作，因力未充足也，宜聽其自然，熱力充足後，自能再上，不可欲速，此與屋內溫度、腹中飽餓全無關係。有熱氣則血脈調和，當然久坐不倦，無熱氣時反之。

陳恩榮

問：質疑：胸部左脅，氣痛如刺，甚至一動即作，心中微懼。一日，左脅下、左肩上時時跳動，腹偶一鳴。又雜念時至，正念邪念，正百邪一。閉口以鼻呼吸，必待數十息之後。何也？

經驗：數息自百（時計十五分）至二百五十息之後，上宣氣，下洩氣。從前痔瘡，半年發作一次（六月、臘月），自去歲十一月實習靜坐，至今已逾三個月未發作。右臂及大指筋向痛，甚至牽及肩背，月或一、二次，今亦未發。至於坐訖後，頭腦之清澈，身體之舒適，精神之愉快，意味之甘甜，眼球之光亮，鼻孔之疏瀹，舌瀾之湧汩，喉頭之便利，不可言喻。

答：兩脅有時氣刺者，或因感冒，或因呼吸不得法，以致脅前血脈不調，此等現象，時或有之，只須呼吸極微，絲毫不著力，注意下腹，自然可癒。如或刺痛不已，則停止一、二次靜坐，俟癒後再行。脅下、肩上之跳動，或亦與此有關係，無足重輕。雜念至時，能辨其邪正，則頭緒已漸清，宜用返照法，斷其攀援。閉口以鼻呼吸，必待數十息之後者，乃平常未能全用鼻呼吸，鼻孔或有塞滯也。最好於入坐前，以清水洗淨鼻孔，或以針捲藥棉蘸硼酸水伸入洗之，尤佳。

靜坐會，師生問答，節錄於下：

問：初坐兩股麻木，有法補救否？

答：初學可交換兩足，坐畢以手撫摩之。為時既久，若能忍耐，可聽其麻木，麻木至無知覺，必能反應，復其原狀。經過此級，則無論坐至一、二小時外，不麻木矣。

問：坐時兩手可叉腰否？

答：不宜叉腰，叉腰則精神不能團結。宜兩手輕握，置於腹前或脛上。

問：舌抵上顎，口生津液，嚥歟？不嚥歟？

答：嚥下最佳。其一口分三嚥之說，及以意送至丹田之說，不必過泥。

問：坐久則身體搖動，當聽其自然？抑當遏止？

答：搖動是效驗，聽其自然，不必強制。

問：搖動是好現象，何以某去年坐時，覺不安穩，且不能寐？

答：不能寐，必由他原因而致，不可歸咎於搖動。

問：自然呼吸與逆呼吸，何者為善？

答：岡田之逆呼吸，為使橫膈膜易於運動耳。平時呼吸，聽其自然，略加深長可也。且逆呼吸不過初入坐時用之，入靜以後，則勿復注意。

問：正呼吸時，橫膈膜上下，是否分為二節？

答：吸時橫膈膜上，呼時橫膈膜下，無所謂二節也。

問：某靜坐年餘，時覺胸部之氣上升，而患氣悶，何故？

答：此由呼吸時心窩不曾降下，氣聚於胸，壓迫心肺，便感氣悶。初學恆不免此患，須緩緩呼吸，切戒用力，徐達丹田，則不復上升矣。

問：除調節呼吸外，可用何法鎮定其心？

答：是有二法：一，用返照法，可除妄念。妄念即攀援心，由甲攀乙，由乙攀丙而丁而戊，乃至無數。返照時斷其攀援，即漸消除，再起再照，日久功深，自易鎮定。二，抱定一念，以代雜念。如注意「身體健康」四字之類，即藤田氏之公案法也。

問：返照時眼向內視，眼珠覺痛，是何故？

答：吾人兩目，常與外接，驟用內視，故覺不便。然內視非必眼珠十分向下，不過以心意下注耳。如此則未必覺痛也。

問：昔有僧人教人注視印堂，久則發光，上向腦部，再回而下視，此法如何？

答：吾人精神，實有不可思議之力，無論集中於何處，均有感應，注視印堂，亦道家之一派，易見速效。往往教人看鼻端及印堂等處，如是旬餘，即見面前有光如日，漸久漸大，可包全身。以余思之，似乎勉強，不近自然。且人之重心，宜在下部，不宜移置上部也。

問：靜坐須注意呼吸否？

答：但當注意丹田，不必注意呼吸。

問：不注意時，覺呼吸短促，何故？

答：若不注意丹田，則重心上浮，力不集於腹部，故呼吸短促。

問：藤田氏之呼吸法如何？

答：藤田氏主張自然呼吸，與岡田適相反，二者並無十分優劣，可聽各人自擇。

問：坐時昏沉，當如何？

答：學者恆患二病：初坐時雜念叢生，則患散亂；及稍能入靜，則患昏沉。昏沉時目宜稍開，其患可免。

問：由動到靜，有昏沉一境，可否利用此為入靜之手段？

答：昏沉稍久，則入睡眠，未可利用也。

問：何謂正呼吸？

答：腹部吸時收縮，呼時膨脹，為正呼吸，亦名逆呼吸。

問：入坐後小腹漸大，何故？

答：氣充滿故，此佳境也。

問：撫摩小腹，使大便通利，其法如何？

答：法以右手置小腹上，自右而左，順大腸迴旋之勢，循環摩之，適度乃止。

問：飯後可靜坐否？

答：飯後隔二十分鐘可入坐。

問：先生有夢否？

答：吾十餘年前，里居養病時，日唯閉門靜坐，澄心息慮，恆能夜間無夢。今人事紛拏，則不能免，唯夢境清晰，不昏擾耳。

因是子靜坐法續編

敘例

一、是書雖名《因是子靜坐法續編》，然其內容則與前編截然不同。蓋前編是道家方法，此編是佛家方法也。

二、道家方法，足以卻病延年，不足以超脫生死（雖亦有成道之說，實不過福報較長，未能出生死輪迴）。唯佛家方法，下手即以超脫生死為目的，卻病延年乃其餘事，所以為最尊最勝之法。

三、余在民國三年，著《因是子靜坐法》時，雖喜翻閱釋典，實未得其門。至民國六年，第二次至北京，方專心學佛，拋棄昔年之靜坐法，改習佛家之止觀法，屈計修持不過四、五年，實無心得可以告人，故余之本意，尚不願撰此續編。今之為此，蓋有不得已焉。

四、余之不得已而著此書，有兩種原因。一者屬於自己方面。蓋前編出版以後，行銷已及數萬冊，學者甚多，投函質疑，絡繹不絕。近如各省，遠及南洋，幾無處無學習之人，苦於不能將余近數年之經歷一一告之，故不得不藉文字以達近年來之思想。二者屬於他人方面。人之見過我書而未見其人者，大率以為必是老道一流人物，聞余學佛，以為必另是一人。如梁漱溟君，著《維識述義》，未審余之前後歷史，於其序言中劇下判斷曰：「蔣某好談佛法，但我看他的著作，實在是醇乎其醇的外道思想。」並世相識之人，尚隔膜如此，故同志之友人，皆常常督促，以為必須著一續編，以釋外間之疑。梅光羲、徐文霨二君，促之尤力。乃於今夏暑假期內，草成此編。

五、是書依據小止觀及釋禪波羅蜜次第法門而作，旁及他種經論，附以己意，而用顯淺之文字達之。稍深之方法，亦多不採，務期學者易解易行。若欲求全豹，則原書具在，可以覆按。

六、物質的科學，可以用客觀證明，至靜坐是精神事業，只有主觀可以自證，若用語言文字詔告他人，全在十分忠實，不可有絲毫妄語以惑世亂俗。今之修此道者，往往喜說定中種種神奇境界，學者受其誘惑，貽害匪淺。余則修持三十餘年，所可言者，只是入坐後恆能一心不亂之境耳，並無神奇可說。或者聞余此言，又以為有所祕密，不知余向來主張一切學術應公開研究，乃極反對祕密者（至佛教密宗，另是一事，非世俗所謂祕密）。學者應知，靜坐決非以求神奇為事，即果遇神奇，亦宜捨之，不可取著，以墮魔境。況乎未有神奇而侈言神奇以炫人耶！

七、此稿成後，蒙梅光羲、徐文霨二君多所是正，合誌於此，以謝嘉惠。

第一章　靜坐前後之調和功夫

第一節　調飲食

既有此身，不可無飲食以滋養之。飲食入胃，經消化後，變為糜粥狀，入於小腸再為乳狀，為血管所吸收，變成血液，滋養全身，故飲食與生命有重大關係。然食若多，則胃中不能盡量消化，反須將不消化之物排洩於體外，是使胃腸加倍工作，結果必氣急身滿，坐不得安；又食若過少，則有營養不足、身體衰弱之慮，亦於靜坐不宜。故飲食務必調勻。

吾人之習慣，大概病在多食。故遇進食後，覺胃中微有飽感，即宜停止。古人云「食欲常少」，其言實有至理。又食物不宜濃厚，能素食最佳。又靜坐宜在早晨空腹時。平常亦應於食後二小時方可入坐。

第二節　調睡眠

吾人勞力勞心後，必有休息，以回復其體力。睡眠是休息之最久長者，常人以睡眠八小時為度，過多則心神昏昧，於靜坐最不宜。若過少，則體力不得回復，心神虛恍，亦屬不宜。故睡眠亦須有定時、有節制，則神氣清明，可以入道。若靜坐功候漸深者，則半夜醒後，即可起坐。坐後不再睡，固最妙。若覺未足，再為假寐，亦可。如靜坐功候加深，坐時加久，則睡眠之時，可漸漸減少，故有終年以坐代睡者。此非可勉強學步，終以調節睡眠，使不過多過少，乃為合理。

第三節　調伏三毒

何謂三毒？貪欲、嗔恚、愚癡是也。此三者，吾人自有生以俱來，一切煩惱，由之而生，故亦稱根本煩惱，為修道之大障礙，故必須調伏之。

一、貪欲：吾人託父母之欲愛而投胎而成身。投胎成身之後，又復數行淫欲，為未來世投胎成身之因。於是死死生生，相續不已。可見，淫欲為生死根本。不斷淫欲，終不能超出生死大海也。修道之人，欲了脫生死，不可不先斷淫欲。苟不能驟斷，亦須自有節制，漸漸調伏之。縱欲之患，如飛蛾赴火，必至焚身，可不懼哉！

二、嗔恚：嗔恚由貪欲而起。吾人遇可欲之物，必欲得之，得之則喜，不得則嗔。嗔恚不已，必至鬥爭仇殺。自古至今，殺戮罪惡，相尋不窮，推其起源，不過一人數人一念之嗔為之導線。嗔恚之毒，可勝言哉！

三、愚癡：愚癡亦名無明。一切眾生，皆具清淨真心。此心本如明鏡，具無量功德，自無始以來，為妄想蔽覆，遂生妄執，種種顛倒，故云無明。於是造作罪業，長淪生死，如盲人獨行於黑夜之中，永不見日。愚癡之毒，又為貪與嗔之根本也。

至調伏之法，於下文止觀章對治觀中詳之，今不贅及。

第四節　調身

何謂調身？即使身體之姿勢常常調和是也。調身者，於坐前、坐時、坐後皆當注意。坐前，如平常之行住進止，均宜安詳，不可有粗暴舉動。若舉動偶粗，則氣亦隨之而粗，心意浮動，必難於入靜。故於未坐前，應預先調和之，是為坐前調身之法。

至於坐時，或在床上，或特製坐櫈，於此解衣寬帶，從容安坐。次當安置兩足，若用單盤（亦名半趺），則以左腳小腿曲置右股上，牽之近身，令左腳趾略與右股齊，右腳趾略與左股齊。若用雙盤（亦名全趺），則更宜將右腳小腿引上交加於左股，使兩蹠向上。

若年長之人，並單盤亦不能者，則用兩小腿向後交叉於兩股下，亦可。次安置兩手，以左掌之背，疊於右掌之面，貼近小腹之前，輕放於腿上，然後向左右搖動其身七、八次，即端正其身，令脊骨勿曲勿挺。次正頭頸，令鼻與臍如垂直線相對，不低不昂。次開口吐腹中穢氣，吐畢，即以舌抵上顎，由口鼻徐徐吸入清潔之氣，如是三次或五次、七次，多寡聽各人之便。

次當閉口，唇齒相著，舌抵上顎。次當輕閉兩眼，正身端坐，儼如磐石兀然不動。坐久，微覺身體或有偏曲低昂不正者，當隨時矯正之。是為坐時調身之法。

若靜坐畢，應開口吐氣數次，然後微微搖動其身；次動肩胛及頭頸；次徐徐舒放兩手兩足；次以兩大指背，相合搓熱，摩擦兩目，然後開眼；次以指背擦鼻，擦兩耳輪；次以兩手掌搓熱，遍摩頭部及腹背手足，使全身皆遍。坐時血脈流通，身必發汗，待汗稍斂，方可隨意動作，是為坐後調身之法。

第五節　調息

鼻中之氣，一呼一吸，名之為「息」。靜坐入手最重要之功夫，即在調息。

昔人謂息有四相：一風相；二喘相；三氣相；四息相。鼻中之氣出入時，覺有聲音者，名為風相；出入雖能無聲，而急促不通利者，名為喘相；出入雖能無聲，亦能不急促，而不能靜細者，名為氣相。平常之人，鮮有不犯此三者，此則息之不調和也。若既能無聲，亦不急促，亦不粗浮，雖極靜之時，自已不覺鼻息之出入者，名為息相，此則息之調和者也。故於平常時，亦應知注意。是為坐前調息之法。

若入坐之時，覺有不調之三相，即心不能安定，宜善調之，務令鼻息出入極緩極微、長短均勻。亦可用數息法，數時或數出息，或數入息，從第一息數至第十畢，再從第一息數起。若未數至十，因心想他事，至於中斷，即再從第一息數起，如此循環，久之純熟，自然能令息調和。是為坐時調息之法。

因調息之故，血脈流通，周身溫熱，故於坐畢宜開口吐氣，必待體中溫熱低減，回復平常原狀後方可隨意動作。是為坐後調息之法。

第六節　調心

吾人自有生以來即係妄心用事，所謂意馬心猿，極不易調。靜坐之究竟功夫，即在妄心之能調伏與否耳。

人之動作，不外行、住、坐、臥，所謂四威儀也。未入坐時，除臥以外，即是行與住二威儀。當於此二者常常加功，一言一動，總須檢束吾心，勿令散想，久久自易調伏，是為坐前調心之法。

至於坐時，每有二種景象：一者心中散亂，支持不定；二者心中昏沉，易致瞌睡。大凡初坐時，每患散亂，坐稍久，妄念較少時，即患昏沉，此用功人之通病也。治散亂之病，當將一切放下，視我身亦如外物，擱在一邊不去管他，專心一念，存想臍間，自能徐徐安定；治昏沉之病，可注意鼻端，令心向上，使精神振作。大概晚間靜坐，因晝間勞倦，易致昏沉，早晨靜坐則可免此患。又用前之數息方法，從一至十，務使不亂，久久習熟，心息相依，則散亂、昏沉二病皆免。是為坐時調心之法。

靜坐將畢，亦當隨時調伏妄心，不可聽其胡思亂想。若不坐時，亦能如坐時之心志靜定，則成功不遠矣。是為坐後調心之法。

以上調身、調息、調心三法，實際係同時並用。不過為文字上記述便利起見，分做三節，讀者宜善體之。

第二章　正修止觀功夫

第一節　修止

止者，入坐時止息妄念也。修止之法有三。

一、繫緣止：繫者，心有所繫也。心中起念時，必有所依附之事物，謂之緣。吾人心之所緣，忽甲忽乙忽丙忽丁，剎那不停，謂之攀緣。今則繫此心念於一處，令不散亂，譬如以鎖繫猿猴，故名繫緣止。至其方法，則有五種。

甲、繫心頂上。言坐時專注其心念於頭頂也。此可治昏沉之病。然行之若久，則有頭暈之患，只可於昏沉時偶一用之。

乙、繫心髮際。髮黑肉白，於此交際之處，專注其心，心易停住。然久則眼好上視，或眩暈而見黃赤等顏色，亦不宜恆用。

丙、繫心鼻端。此法可覺悟出息入息，來無所從，去無所之，刻刻不停，了無常相。吾人生命之表現，即此呼吸出入之息，既知息無常，可了知生命亦無常。然此法亦不宜恆用，有使血液上行之患。

丁、繫心臍下。此法較為穩妥，故自來多用之。今試一言其理。蓋吾人心念，專注於身之何處，血液亦隨之而集注於此，此生理上之定則也。繫心於頂及髮際、鼻端，有頭暈及見黃赤顏色血逆之病者，即頭部充血所致。可見血液應使下降，方無患害。此繫心臍間，所以為較妥之法，且能治各種疾病，亦不外此理。

戊、繫心於地。此法將心念專注於座下之地，不但使氣血隨心下降，且能使吾之心念超出於軀殼之外，亦頗適宜。然初學之人，毫無依傍，不能安心，故禪家亦不恆用。

二、制心止：制心者，隨其心念起處，制之使不流動也。習繫緣止後，稍稍純熟，即當修制心止，是由粗入細之法。蓋所謂心者，若細言之，則有「心王」、「心所」種種之名詞。然若就現在專談用功之便利而簡單言之，即將「心」字看作胡思亂想之心亦可也。

今所言制心止者，制之之法，即是隨吾人心念起處，斷其攀緣以制止之。心若能靜，則不須制。是即修制心止。然有意制心，心既是一個妄念，制又是一個妄念，以妄制妄，其妄益增。譬如家有盜賊進門，主人起而與之抵抗，未必能勝，反或被害，倘端坐室中，目注盜賊，毫不為動，則盜賊莫測所以，勢必逡巡退出。故余常用一種簡便方法，於入坐時，先將身心一切放下，然後回光返照，於前念已滅、後念未起之間，看清念頭所起之處，一直照下，不令自甲緣乙，於是此妄念自然銷落，而達於無念之境。念頭再起，即再用此法。余久習之，極有效驗，此猶目注盜賊，令其逡巡自退也。

三、體真止：此法更較制心止為細。前二法為修止之方便，此法乃真正之修止。又制心止可破繫緣止，是由淺入深、由粗入細之功夫。體是體會，真是真實，細細體會心中所念一切事事物物皆是虛妄，了無實在，則心不取。若心不取，則無依無著，妄想顛倒毋須有意制之，自然止息，是名體真止。

至於修體真止之法，當於坐時，先返觀余身自幼而壯而老而死，刻刻變遷，剎那剎那不得停住。倘吾身有一毫實在者，當有停住，今實無法可使之住，可知吾身全是因緣假合假散。又返觀余心，念念遷流，過去之念已謝，現在之念不停，未來之念未至，究竟可執著哪一念為我之心耶？如是於過去、現在、未來三際周遍求之，了不可得。既不可得，則無復有心，無心則無生，又何有滅？吾人自覺有妄心生滅者，皆是虛妄顛倒，有此迷惑。久久純熟，其心得住，自然能止，止無所止，方為體真止也。此所言者，乃專言用功之方法耳。若據實而論，則吾人此身，乃是煩惱業識為因，父母為緣，因緣湊合而成者也。又唯心之外，別無境界，所謂一切唯心是也。

第二節　修觀

觀是觀察，內而身心，外而山河大地，皆當一一觀察之，而以回光返照為修持之主旨。今因對治三毒，為說三種觀法。對治者，吾人應自己觀察貪、嗔、癡三毒，何者偏多，即對此病而修觀法以治之也。

一、淫欲多者應修不淨觀。

試思吾身受胎，無非父母精血汙穢不淨之物和合而成。胎之地位，在母腹腸臟糞穢之處。出胎以後，得此不淨之身，從頭至足，自外至內，不淨之物充滿其中。外則兩眼、兩耳、兩鼻孔及口、大小便，共計九竅，無時不流臭液；遍身毛孔，發散汗垢。內察臟腑，膿血尿屎種種不淨。及其死也，不久腐爛，奇臭難聞。如是男觀女身，如一革囊，外形雖美，內實滿貯糞臭；女觀男身，亦應如是。久久觀察，淫欲自滅。是為對治淫欲修不淨觀。

二、嗔恚多者應修慈悲觀。

當念我與眾生，本皆平等，有何彼此分別。慈者，推己及人，與以快樂也。若我身心，願得種種快樂，如寒時得衣、飢時得食，勞倦時得休息之類。應發慈心，推廣此等快樂，及於我之親愛。修習既久，應推及疏遠之人，更進而推及向所怨憎之人。怨親平等，了無分別，方謂大慈。悲者，悲憫眾生種種苦惱，我為拔除之也。亦對親疏怨憎了無分別，方謂大悲。如此常常觀察，嗔恚之病自然消除。是為對治嗔恚修慈悲觀。

三、愚癡者應修因緣觀。

愚癡即是無明，三毒之中，最難破除，故亦得謂前二法為修觀之方便，此法是真正之修觀。世間一切事事物物，皆從內因外緣而生。如種子為因，水土時節為緣，因緣湊合，種能生芽，從芽生葉，從葉生節，從節生莖，從莖生華，從華生實。無種子，即不能生芽以至生實；無水土，種子亦不能生芽生實；時節未到，種子亦不能生芽以至生實。然種子絕不念我能生芽，芽亦不念我從種子生，水土亦不言我能令種子生芽以至生實，時節亦不言我能令種子生芽以至生實。可見凡物之生，了無自性。若有自性，即應永久常住，不應因緣湊合而生，因緣分散而死。我身亦然。前生之業為因，父母為緣，因緣湊合即生，因緣分散即死，死死生生，生生死死，剎那剎那，不得稍住。如是常常觀察，自能豁破愚癡，發生智慧。是為對治愚癡修因緣觀。

以上止觀二法，在文字上記述之便利，自不得一一羅列。至於實際修持，則愈簡單愈妙，宜就各人性之所近，擇一法修之，或多取幾法試之，察其何法與我相宜，則抱定一法，恆久行之，不必改變。此應注意者也。

第三節　止觀雙修

前文所述止觀方法，雖似有區別，然不過修持時一心之運用方向，或偏於止，或偏於觀耳。實則念念歸一為止，了了分明為觀，止時絕不能離觀，觀時絕不能離止。止若無觀，心必昏沉；觀若無止，心必散亂，故必二者雙修，方得有效。今略舉如下。

一、對治浮沉之心，雙修止觀。

靜坐時，若心浮動，輕躁不安，應修止以止之。若心昏暗，時欲沉睡，應修觀以照之。觀照以後，心尚不覺清明，又應用止止之。總之，當隨各人所宜，以期適用。若用止時，自覺身心安靜，可知宜於用止，即用止以安心；若於觀中，自覺心神明淨，可知宜於用觀，即用觀以安心。

二、對治定中細心，雙修止觀。

止觀法門，習之既久，粗亂之心漸息，即得入定。定中心細，自覺此身，如同太虛，十分快樂。若不知此快樂本來虛妄，而生貪著，執為實有，則必發生障礙，不得解脫。若知是虛妄不實，不貪不執，是為修止。雖修止後，猶有一毫執著之念，應當觀此定中細心與粗亂之妄心，不過有粗細之別，畢竟同是虛妄不實。一經照了，即不執著定見。不執定見，則功候純熟，自得解脫，是名修觀。

三、均齊定慧，雙修止觀。

修止功久，妄念銷落，能得禪定。修觀功久，豁然開悟，能生真慧。定多慧少，則為癡定，爾時應當修觀照了，使心境了了明明；慧多定少，則發狂慧，心即動散，如風中之燈，照物不能明瞭，爾時應復修止，則得定心，如密室中之燈，照物歷歷分明，是謂止觀雙修，定慧均等。

第四節　隨時對境修止觀

自第二章第一節至第三節，所述止觀方法，皆於靜坐中修之。密室端坐，固為入道之要，然此身絕不能無俗事牽累，若於靜坐之外，不復修持，則功夫間斷，非所宜也。故必於一切時、一切境，常常修之，方可。

何謂一切時？

曰行時，曰住時，曰坐時，曰臥時，曰作事時，曰言語時。

云何行時修止觀？

吾人於行時，應作是念，我今為何事欲行。若為煩惱及不善事、無益事，即不應行；若為善事、有益事，即應行。若於行時，了知因有行故，則有一切煩惱善惡等業。了知行心及行中所現動作，皆是虛妄不實，毫不可得，則妄念自息。是名行中修止。

又應作是念：由先起心以動其身，見於行為，因有此行，則有一切煩惱善惡等業。即當返觀行心，念念遷流，了無實在，可知行者及行中所現動作，畢竟空寂。是名行中修觀。

云何住時修止觀？

吾人於住時，應作是念，我今為何事欲住。若為煩惱及不善事、無益事，即不應住；若為善事、有益事，即應住。若於住時，了知因有住故，則有一切煩惱善惡等業。了知住心及住中所現狀態皆是虛妄不實，毫不可得，則妄念自息。是名住中修止。

又應作是念：由先起心以駐其身，見其住立，因有此住，則有一切煩惱善惡等業。即當返觀其心，念念遷流，了無實在，可知住者及住中所現狀態，畢竟空寂。是名住中修觀。

云何坐時修止觀？

此坐非指靜坐，乃指尋常散坐而言。吾人於坐時，應作是念，我今為何事欲坐。若為煩惱及不善事、無益事，即不應坐；若為善事、有益事，即應坐。若於坐時，了知因有坐故，則有一切煩惱善惡等業。了知坐心及坐中所現狀態，皆是虛妄不實，毫不可得，則妄念自息。是名坐中修止。

又應作是念：由先起心以安其身，見此坐相，因有此坐，則有一切煩惱善惡等業。即當返觀坐心，念念遷流，了無實在，可知坐者及坐中所現狀態，畢竟空寂。是名坐中修觀。

云何臥時修止觀？

吾人於臥時，應作是念，我今為何等事欲臥。若為不善、放逸等事，即不應臥；若為調和身心，即應臥。若於臥時，了知因有臥故，則有一切煩惱善惡等幻夢，皆是虛妄不實，毫不可得，則妄念自然不起。是名臥中修止。

又應作是念：由於勞乏，即便昏暗，見此臥相，因有一切煩惱善惡等業。即當返觀臥心，念念遷流，了無實在，可知臥者及臥中所現情狀，畢竟空寂。是名臥中修觀。

云何做事時修止觀？

吾人於做事時，應作是念，我今為何等事欲如此做。若為不善事、無益事，即不應做；若為善事、有益事，即應做。若於做時，了知因有做故，則有一切善惡等業，皆是虛妄不實，毫不可得，則妄念不起。是名做中修止。

又應作是念：由先起心，運其身手，方見造作，因此有一切善惡等業。即當返觀做心，念念遷流，了無實在，可知做者及做中所經情景，畢竟空寂。是名做中修觀。

云何言語時修止觀？

吾人於言語時，應作是念，我今為何事欲語。若為煩惱及不善事、無益事，即不應語；若為善事、有益事，即應語。若於語時，了知因此語故，則有一切煩惱善惡等業，皆是虛妄不實，毫不可得，則妄念自息。是名言語中修止。

又應作是念：由心鼓動氣息，衝於咽喉脣舌齒顎，故出音聲語言，因此有一切煩惱善惡等業。即當返觀語心，念念遷流，了無實在，可知語者及語中所有音響，畢竟空寂。是名語中修觀。

何謂一切境？

即六根所對之六塵境，眼對色、耳對聲、鼻對香、舌對味、身對觸、意對法也。

云何於眼對色時修止觀？

凡眼所見一切有形之物皆為色，不僅指男女之色而言。吾人見色之時，當知如水中月，無有定質。若見好色，不起貪愛；若見惡色，不起嗔惱；若見不好不惡之色，不起分別想：是名修止。

又應作是念：今所見色，不過內而眼根，外而色塵，因緣湊合，生出眼識，同時即生意識，強為分別種種之色，因此而有一切煩惱善惡等業。即當返觀緣色之心，念念遷流，了無實在，可知見者及所見之色，畢竟空寂。是名修觀。

云何於耳對聲時修止觀？

吾人聞聲之時，當知悉屬空響，倏爾即逝。若聞好聲，不起愛心；若聞惡聲，不起嗔心；若聞不好不惡之聲，不起分別想：是名修止。

又應作是念：今所聞聲，不過內而耳根，外而聲塵，因緣湊合，生出耳識，同時即生意識，強為分別種種之聲，因此而有一切煩惱善惡等業。即當返觀緣聲之心，念念遷流，了無實在，可知聞者及所聞之聲，畢竟空寂。是名修觀。

云何於鼻對香時修止觀？

吾人嗅香之時，當知如空中氣，倏爾不留。若嗅好香，不起愛心；若嗅惡香，不起嗔心；若嗅不好不惡之香，不起分別想：是名修止。

又應作是念：今所嗅香，不過內而鼻根，外而香塵，因緣湊合，生出鼻識，同時即生意識，強為分別種種之香，因此而有一切煩惱善惡等業。即當返觀緣香之心，念念遷流，了無實在，可知嗅者及所嗅之香，畢竟空寂。是名修觀。

云何於舌對味時修止觀？

吾人於嚐味之時，當知是虛妄感覺，倏爾即滅。若得美味，不起貪心；若得惡味，不起嗔心；若得不美不惡之味，不起分別想：是名修止。

又應作是念：今所嚐味，不過內而舌根，外而味塵，因緣湊合，生出舌識，同時即生意識，強為分別種種之味，因此而有一切煩惱善惡等業。即當返觀緣味之心，念念遷流，了無實在，可知嚐者及所嚐之味，畢竟空寂。是名修觀。

云何於身對觸時修止觀？

吾人於受觸之時，當知幻妄接觸，倏爾即無。若受樂觸，不起貪著；若受苦觸，不起嗔惱；若受不樂不苦之觸，不起分別想：是名修止。

又應作是念：輕重、冷暖、澀滑、硬軟等，謂之觸，頭、胴、四肢，謂之身，觸是虛假，身亦不實，因緣湊合，乃生身識，同時即生意識，強為分別種種之觸，因此而有一切煩惱善惡等業。即當返觀緣觸之心，念念遷流，了無實在，可知受觸者及所受之觸，畢竟空寂。是名修觀。

意對法時修止觀，與前文靜坐中所述方法相同，茲不復贅。

第五節　念佛止觀

若多障之人，學習止觀，心境暗劣，但憑自力不能成就者，當知有最勝最妙之法門，即專心一志念「南無阿彌陀佛」六字名號，發願往生西方極樂世界是也。若修持不怠，則臨命終時，必見彼佛前來接引，決定得生。此法是依仗佛力，極易下手，唯有信之篤、願之切、行之力。所謂信、願、行三者，不可缺一也。

問：念佛與止觀何關？

答：各種修持法門，無非為對治妄念而設。吾人之妄念，剎那剎那，自甲至乙至丁至丙等等，攀緣不已。念佛則可使此粗亂妄念，專攀緣在此「南無阿彌陀佛」六字名號之上，收束無數之妄念，歸於一念，念之精熟，妄念自能脫落，是即修止。又念佛時，可心想阿彌陀佛，現在我前，無量光明，無量莊嚴。應知眾生之所以不得見佛者，蓋由無明遮蔽故也。今若能專心念佛，久久觀想，則我與佛，互相為緣，現在當來必得見佛。此即修觀也。

此法修持最易，無論何時何地，均可行之。又一字不識之愚人，讀書萬卷之智者，若行此法，其成功相等。唯吾人為習見所囿，最難生信，故以信為最要。往往有才智之人，信心不及愚人之堅，一則無成，一則有成者。故佛門中唯在能深信力行，世間聰明才智，至此幾無所用之也。欲知其詳，應讀淨土諸經論。《無量壽經》、《觀無量壽經》、《阿彌陀經》、《往生論》，乃淨土宗之要典也。

第三章　善根發現

第一節　息道善根發現

吾人若依前法，善修止觀，於靜坐中，身心調和，妄念止息，自覺身心漸漸入定，湛然空寂，於此定中，忽然不見我身我心。如是經歷一次數次，乃至經旬經月經年，將息得所，定心不退，即於定中，忽覺身心運動，有動、癢、冷、暖、輕、重、澀、滑等八種感觸，次第而起，此時身心安定，虛微快樂，不可為喻。又或在定中，忽覺鼻息出入長短，遍身毛孔，悉皆虛疏，心地開明，能見身內各物，猶如開倉窺見穀米麻豆，心大驚異，寂靜安快。是為息道善根發現之相。

第二節　不淨觀善根發現

若於定中，忽見男女死屍，膖脹爛壞，膿血流出，又或見身內不淨，汙穢狼藉，自身白骨，從頭至足，節節相拄，其心驚悟，自傷往昔昏迷，厭離貪欲，定心安穩。又或於定中，見自身、他身，以及飛禽走獸、衣服飲食、山林樹木、國土世界，悉皆不淨。此觀發時，能破一切貪著之心。是為不淨觀善根發現之相。

第三節　慈悲觀善根發現

若於定中，忽發慈悲，念及眾生，內心愉悅，不可言諭；或覺我所親愛之人，皆得安樂，對於疏遠之人以及怨憎之人，推至世界一切萬物，亦復如是。從定起後，心中常保持一種和樂之象，隨所見人顏色柔和。是為慈悲觀善根發現之相。

第四節　因緣觀善根發現

若於定中，忽然生覺悟之心，推尋過去、現在、未來三世，初不見我與人之分別，又覺此心一念起時，亦必仗因託緣，了無確實之自性，即能破除執著之邪見，與正定相應，智慧開發猶如湧泉，身口清淨，得未曾有。是為因緣觀善根發現之相。

第五節　念佛善根發現

若於定中，身心空寂，忽然憶念諸佛，功德巍巍，不可思議，其身有無量光明，其心有無邊智慧，神通變化，無礙說法，普度一切眾生。作是念時，即生十分敬愛，身心快樂，清淨安穩。或於定中，見佛身相，或聞佛說法，如是等妙善境界，種種不一。是為念佛善根發相。

以上五種善根發現，各隨其所修止觀，發現一種或數種，並非同時俱發。又切不可有意求之，若有意尋求，非徒無益，且恐著魔。又於善根發現時，須知本性空寂，不可執著，以為實有。唯宜仍用止觀方法，加功進修，令之增長可已。

第四章　覺知魔事

學靜坐之人，若心地不清淨，往往發生魔事。須知魔事實由心生，一心不亂，即魔不能擾。魔事甚多，今略舉大概，使學者得以覺知，不致惑亂耳。

一、可怖魔事，如現惡神猛獸之形，令人恐懼，不得安定；二、可愛魔事，如現美麗男女之形，令人貪著，頓失定心；三、平常魔事，則現不惡不美等平常境界，亦足以動亂人心，令失禪定。

吾人於靜坐之中，既覺知有魔，即當設法卻之，仍不外止觀二法。凡見魔境，當知悉是虛妄，不憂不懼，不取不著，唯安住正念，絲毫不動，魔境即滅，是修止卻魔法；若修止卻魔而魔仍不去，即當返觀吾心，亦是念念虛妄，了無處所，既無能見之心，安有所見之魔，如是觀察，自當消滅。若修止修觀，而魔終遲遲不去，更有最便之法，即默誦佛號，提起正念，邪不勝正，自然謝滅矣。又須切記：魔境不滅時，不必生憂；魔境滅時，亦勿生喜，心不為動，絕無害也。

於此更有一言須告讀者，即余自十七歲，始學靜坐，至今已三十餘年，其間未嘗一遇魔事，從余學靜坐者則間有之。有某君者，習之數年，頗有成效，忽一夕，於靜中突見許多裸體女子，圍而鼓譟之。某君大驚，急攝其心，不為所動，而魔不退，乃大駭異。遑急之間，默誦「南無阿彌陀佛」，魔境遂立時消滅。某君尚未篤信佛教，臨時應用，已有大效，故知此為卻魔之妙法也。

第五章　治病

止觀方法，以超脫生死為最後目的，其功用原不在治病，治病乃其餘事也。吾人安心修持，病患自然減少。然或因身體本有舊病，偶然重發，或因不能善調身、心、息三者，致生病患，皆是恆有之事。故宜了知治病方法。方法不出二種。

一、察知病源。

凡病自肢體發者為外病，自臟腑發者為內病。然無論外病內病，皆由血脈不調而起，治病之法，首在使血脈調和。又吾人之心力，影響於身體極大，故病患雖現於身體，實際皆由心生。故察知病源所在，仍從內心治之，其收效乃較藥石為靈。又病之發生，必有潛伏期，常人當自覺有病時，其病之潛伏於體內者，為時已久，苦於不能覺察耳。若能治心者，則察知病源，必較常人為早，故可治病於未發之時。

二、對治疾病。

靜坐中內心治病法亦有多種，然仍不出止觀二者。先言用止治病法。其最普通者，即將心意凝集於臍下小腹，止心於此，牢守勿失，經時既久，百病可治。其理即是心意凝集於此處，血液即隨之凝集於此處，凝集之力愈充，則運行之力亦強，運行力強，血液之阻滯可祛，血液無阻滯，則百病之根本拔除矣。其餘方法尚多，如察知病在何處，即將心意凝集於病魔，止而勿失，默想病患必除，亦能治病。又如常常凝集心意，止於足底，不論行住坐臥，皆作此想，即能治病。此其理由乃係一切病患，皆由氣血上逆所致，今止心足底，則氣血下降，身心自然調和而病瘳矣。又如了知世間一切皆空，毫無所有，即種種病患，亦是虛誑現象，心不取著，寂然止住，亦能治百病，此為最上乘之用止治病法。《維摩經》云：「何為病？所謂攀緣。云何斷攀緣？謂心無所得。」此之謂也。

次言用觀治病法。其最普通者，為觀想運心，以六種氣治病是也。云何六種氣？一吹，二呼，三嘻，四呵，五噓，六呬。

假如腎臟有病，則於靜坐開始，觀想腎臟，口中微念「吹」字以治之，每次或七遍，或十遍，或數十遍，均隨各人之便；如脾胃有病，則觀想脾胃，口中微念「呼」字以治之；如臟腑有壅滯之病，則觀想臟腑，口中微念「嘻」字以治之；如心臟有病，則觀想心臟，口中微念「呵」字以治之；如肝臟有病，則觀想肝臟，口中微念「噓」字以治之；如肺臟有病，則觀想肺臟，口中微念「呬」字以治之。此六種氣治病，或因病擇用其一，或無病者兼用其六，均無不可。余則每於入坐時，每字各念七遍，如念「呵」字時，確與心臟有感覺；念「呼」字時，確與脾胃有感覺；餘字亦然，學者試行之便知。

又有於呼吸出入時，心中觀想，運作十二種息以治眾病者，此則純屬心理治病之法。何謂十二息？一上息；二下息；三滿息；四焦息；五增長息；六滅壞息；七暖息；

八冷息；九衝息；十持息；十一和息；十二補息。此十二息皆從觀想心生。

如身體患滯重之病，則呼吸時心想此息輕而上升，是為上息；如身體患虛弱之病，則呼吸時心想此息深而下降，是為下息；如身體患枯瘠之病，則呼吸時心想此息充滿全身，是為滿息；如身體患臃腫之病，則呼吸時心想此息焦灼其體，是為焦息；如身體患羸損者，則呼吸時心想此息可以增長氣血，是為增長息；如身體患肥滿者，則吸呼時心想此息可以滅壞機體，是為滅壞息；如身體患冷，則心想此息出入時身中火熾，是為暖息；如身體患熱，則心想此息出入時身中冰冷，是為冷息；如內臟有壅塞不通時，則心想此息之力能衝過之，是為衝息；如肢體有戰慄不寧時，則心想此息之力能鎮定之，是為持息；如身心不調和時，則心想此息出入綿綿，可以調和之，是為和息；如氣血敗衰時，則心想此息善於攝養，可以滋補之，是為補息。以上十二息治病，蓋利用一種假想觀念，以心意之力，漸漸影響於身體，久久行之，自然有效耳。

至於最上乘用觀治病法，但須返觀吾身吾心，本來是虛妄不實，求身求心，既不可得，更何有於病，故疾病為虛誑中之虛誑現象。如此觀察，眾病自瘳矣。

第六章　證果

修習止觀，其最大目的，即為超出生死大海，苟積修習之功，必得所證之果，種瓜得瓜，種豆得豆，理固然也。然因心量之廣狹不同，其證果乃有小乘大乘之別。

如修體真止者，了知我身及一切事物，皆虛假不實，悉歸空寂，如是作觀，名從假入空觀。此觀既成，斷除煩惱，證得寂滅，超出生死，不再投生，是為聲聞果。

又如修體真止者，了知我身及一切事物，皆是仗因託緣，而有虛妄生滅，實則非生非滅，如是亦作從假入空觀。此觀既成，深悟世間一切無常變壞，亦皆如是，朗然覺悟，證得寂滅，超出生死，不再投生，是為緣覺果。

以上二果，皆屬小乘。所以稱小乘者，因其只知自度，不能度人，心量較狹也。

若夫大乘，則知吾人與眾生，實為平等，應發大慈悲心，不應不度眾生而自取寂滅，於是應修從空入假觀。諦觀心性雖空，而善惡業報，不失不壞，眾生不悟，乃種種顛倒，造作諸業，枉受無量苦惱。我應自度度人，隨眾生根性之不同，為之說法，是名方便隨緣止。住此觀中，雖終日度眾生，而不見眾生可度，平等平等，其心無量，是為菩薩果。然以上所云空假二觀，空是一邊，假是一邊，猶落於二邊，菩薩再進一步功夫，則應息此二邊，契乎中道，了知心生雖空而有，雖有而空。雖空而有，不是頑空；雖有而空，不是實有。非空非假，二邊之見遂息，是為息二邊分別止。如是觀照，通達中道，名為中道正觀。住此觀中了見佛性，自然入一切智海，行如來行，入如來室，著如來衣，坐如來座，獲得六根清淨，入佛境界，是為佛果。

方今末世眾生，根器淺薄，修小乘得果者亦絕不一見矣，況修大乘者乎？故有志修行者，多用禪淨雙修之法。

止觀即禪門之一法，此法全憑自力了澈本性，如泅水者逆流而上，直窮生死大海，初非易易，故即身證果者少。

淨即淨土，此法則依仗阿彌陀佛之力，如得渡船，橫斷生死流，自易達於彼岸，然須信、願、行三者不可缺一，方得有效。信者，深信淨土，毫無疑慮；願者，發願我於臨命終時往生阿彌陀佛極樂國土；行者，念佛功夫力行不怠，功夫積久，自然於命終之時一心不亂，可以見佛往生。此則余所目見耳聞者事實甚多，絕非虛語，故余主張禪淨雙修，自他之力兼用也。讀者其有意乎？

蔣維喬

附錄：佛學大要

我佛世尊以一大事因緣，出現於世。所謂大事因緣者何？即吾人之生死問題是也。試想人生於世，雖壽有修短，總不過數十寒暑，庸碌者虛度一生，即傑出者能作一番事業，盡世間之責任，然若問吾人究竟歸宿應如何，人生最後之大目的應何在，鮮有不猛然警醒而未易置答者。孔子云：「未知生，焉知死。」蓋孔子但言世間法，故對此問題，存而不論。佛則於世間法外，特重出世間法，目睹眾生生死輪迴之苦，以身作則，捨王太子位，而入雪山修苦行六年，遂成正覺。說法四十九年，慈悲度眾，無非教人超出生死大海，免墮輪迴。此佛教之所由來也。

欲勘破生死關頭，當先知吾人所以流轉生死之根本。此根本唯何？在佛家稱之曰「阿黎耶識」。照心理學上之三分法，分人心之作用為知、情、意。於意識之外，未能再加推勘，有所深入。無他，凡夫知識之界限，只到此為止也。佛家則返觀自心，於意識之外，尚窺見幾種心識，乃分人心為八識，以眼、耳、鼻、舌、身為前五識，以意為第六識，此外有第七識，譯名「末那」，猶言執我也，第八識，譯名「阿黎耶」，猶言含藏也。推勘至此，始知吾人生死之根本，即在阿黎耶識。

阿黎耶識何以能為生死根本？蓋此識乃是真心與妄心和合之識也。此真心非指吾人肉團之心而言，乃吾人之淨心是也。因其尚與妄心和合，故名之為阿黎耶識。此識中含有「不生不滅」及「生滅」二義，所謂真妄和合者也。不生不滅是覺，生滅即是不覺。我輩凡夫只是妄心用事，念念相續，攀緣不已，無始以來就是不覺，故顛倒於生死海中，莫能自拔。然妄心真心本為一體，並非二物。真心譬如海水，妄心譬如波浪。海水本來平靜，因風鼓動遂成波浪，此波浪即是海水鼓動所成，非另為一物，猶之妄心因真心妄動而成也。我輩凡夫，病在迷真逐妄。佛家教人修行，方法雖多，總是教人對治妄念下手。一言蔽之，即背妄歸真而已。

然則吾人妄心之生滅形狀若何？大乘起信論中，曾言其生起之相，細者有三，粗者有六。

何謂三細相？一曰無明業相。蓋言真心不動，則是光明，一經妄動，即生諸苦。猶如明鏡為黑暗所蔽，故名無明；二曰能見相。真心不動時，無所謂見，一經妄動，使生妄見。是謂能見相；三曰境界相。吾人軀殼及周圍環境，以及大地山河，皆為境界。以有能見之妄見，遂呈此妄現之境界，實則一切無非幻象，惜吾人夢夢不能覺察耳。此三種細相同時而現，極其細微，不易窺見，而皆由無明所起。所謂無明為因生三細也。

何謂六粗？一曰智相。既有境界妄現，我們即從而有認識。認識以後，即起分別。遇順境則愛，遇逆境則不愛，皆所謂智也；二曰相續相。因有愛與不愛之念，存於心中，愛則生樂，不愛則生苦，念念相續，無有窮時。以上二相，雖有順逆苦樂，尚未至作善作惡地步也。三曰執取相。既有苦樂，即有執著。或困於苦境而不能脫離，或耽於樂境而不肯放舍，皆執取也；四曰計名字相。因有執取之境，心中必安立名言，計度分別。前者執取，尚似實際苦樂之境。至於計名字，則並無實境，唯是心中計度，而作善作惡，乃將見於行為矣；五曰起業相。因計度名字必尋名取得實境，遂不免造出種種善惡之業；六曰業繫苦相。既造業必受報，善業善報，惡業惡報，要皆足以束縛吾人，使不得自在。不自在即苦也。試思在世為人，孰有不為業所繫者乎？此六粗皆由境界而起，所謂境界為緣長六粗也。

吾人無論為善為惡，皆是為業所繫。此猶疾病之在身也。佛為醫王，佛法即醫藥。藥方雖種種不同，而其能治病則一。治病下手之始，最要就是對治妄念。治妄念首在破執。

執有二：一曰我執。吾人自母胎降生後，別種智識，全未發達，而我字之一念必先來。如生而即知求食，以維持吾之生命是也。下等動物，如遇宰割，亦知叫喚，即恐喪失其生命也。須知我執為一切罪惡之源。蓋有我則不知有人，人我分別之見愈深，必見於行為而成罪惡也。然刻實論之，我之實在，乃了不可得。善哉！《圓覺經》云：「一切眾生從無始來，種種顛倒，妄認四大為自身相，六塵緣影為自心相。」何謂四大？即地、水、火、風。吾身之骨肉性堅者屬地；身中水分性溼者屬水；身中溫度性暖者屬火；身中氣分性動者屬風。六塵者，謂眼、耳、鼻、舌、身、意之六根所對之色、聲、香、味、觸、法之六塵也。經意謂我身是幻，不過四大之虛妄和合而成。此以今之科學證之亦悉符合。如生理學謂吾人之身，不過十餘個原質化合而成，其中舊細胞分裂而變為廢物，新細胞即發生以補充之，時時代謝，剎那變遷，曾不稍停，七年之間，全身必悉已更換，不過吾人自己不察耳。然吾人年歲日長，面貌必較幼時不同，此即明證。既吾身全部時時在暗中遷變，然則究將執著吾身之何部以為我乎？昔人指心臟為心，今之生理學證明心臟為發血器，而以腦為知覺之府。實則所謂心者，即六塵留在腦中之影子。經云：「六塵緣影為心。」一語至精，義至當。此緣影即妄念。妄念時時相續，前念既滅，後念復生，亦剎那不停。吾人果將執著前念以為心乎？抑執著後念以為心乎？皆不可能者也。既知此身心是幻，又何苦不能捨去我見耶？

二曰法執。法執者，凡夫所執及邪師所說之法，分別計度，執為實法，不免墮入邪見，於學佛即有障礙。故非先破我執法執，絕不能背妄歸真，超出生死大海也。

佛法有小乘大乘，自漢時入中國後，盛於晉代六朝隋唐，至今不衰。論其派別，共有十宗。

一、成實宗：姚秦時鳩摩羅什，譯《成實論》，此宗遂傳於中國。六代時最盛。後漸式微。

二、俱舍宗：陳真諦譯《俱舍論》，佚失不傳，唐玄奘重譯三十卷，盛行於世，遂立為宗，五代以後漸衰。以上二宗，俱屬小乘。

三、禪宗：此宗傳佛心印，不立文字。達摩尊者在梁朝時泛海至廣州，後入嵩山少林寺面壁九年，為此宗東土初祖，至今尚盛行於各大叢林。

四、律宗：律宗專講戒律。戒律以不殺、不盜、不淫、不妄語、不飲酒為根本。推之沙彌有十戒，比丘僧有二百五十戒，比丘尼有三百五十戒，皆所以持束身心，學者不可不知也。

五、天台宗：北齊慧文禪師建立此宗，傳至第三世智者大師而極盛。以《法華經》為主。其修持則有止觀法。今浙江之天台山，智者大師遺跡甚多，宗風猶振。

六、賢首宗：此宗以《華嚴經》為主。東晉時初譯於揚州。杜順大師闡發此經奧義。第二傳至賢首國師，作《華嚴探玄記》，華嚴法門由此大行。

七、法相宗：唐玄奘法師遊西域，學瑜伽法門，歸傳此宗，以解深密、楞伽、密嚴等經及《瑜伽師地論》、《成唯識論》為主。而《成唯識論》乃採擷西竺十家之精華而造成者，為研究相宗所必讀之書也。

八、三論宗：以中論、百論、十二門論為主，論空有雙超、契悟中道之理。姚秦時鳩摩羅什來茲土為譯經師，遂弘此宗。

九、密宗：唐時有中印度人善無畏者，至長安傳此宗，以《大日經》為主，以持咒等三密為修持。及明代，以末世人情澆薄，傳授恐滋流弊，遂下令禁止，密宗因以不傳。今日本猶流行不衰。蒙藏之喇嘛教，亦密宗之支流也。

十、淨土宗：此宗以《無量壽經》、《阿彌陀經》、《觀無量壽經》、《往生論》為主。晉慧遠禪師結蓮社於江西之廬山，倡導淨土法門。名流之入社者，有百二十三人。至今此法門日益興盛。即各大叢林素修禪宗者，亦無不兼用念佛功夫。以其法極簡要、極宏大，而於我們居士之有俗務者，隨時隨地，皆可修持，尤為相宜。

以上自禪宗至淨土，皆屬大乘。

各宗派別雖不同，而其教人背妄歸真之修行旨趣，則皆共赴一的。如入城然，或由東門入，或由西門入，或由南門入，或由北門入，所取之徑路不同，而其到達於城則一也。

各宗修持之方法，大致可歸為二類。

一曰理觀：即小乘之修觀行，禪宗之坐禪參禪，天台宗之止觀，賢首宗之法界觀，法相宗之唯識觀，淨土宗之十六觀，密宗之阿字觀等皆是。

二曰事修：事修者，因吾人之妄念，無非從身、口、意三業而起。若三業並用時，則妄念即無由而生。試就目前之事，取一以證明之。如吾人看書或聽講時，雖一心專注，而有時尚忽萌雜念。此何故？因看書聽講，僅用意業也。若寫字之時，則雜念即絕少。此吾人日常經驗所知者。何以故？蓋寫字時，兼用身、意二業也。若三業並用，則妄念不必除而自除矣。故各宗教人事修，身拜佛，手念珠，即用身業；念經念佛，即用口業；一心對經對佛，即用意義。其妙處在此，而其歸著，無非為對治妄念，使人背妄歸真，超出生死而已。若夫愚夫婦之念佛拜佛，一心想求來世福報，雖亦足為將來得度遠因，然非佛教之本旨也。

大抵學界中人，於淨土法門，最難取信。余在曩昔之時，亦犯此病。雖喜看佛經，以為只須當作哲學研究可耳。其實學佛，重在修持。不修持，於我之身心，了無益處，所謂「說食不能飽」也。余向看佛經，亦自以為明白。及到京師，頗得見一二善知識，前往請教，接談之下，爽然若失，始知從前所看之經，全然未能了解，其病根即在不修持，未能於自己身心上切實體驗之故。因虛心請益，則知治佛經如儒家之治經學，必先通小學，再窮經義，方有著落。佛經中名相，若求通曉，必須略窺法相宗，然後看經，庶易於領會。相宗以《相宗八要解》為入門之書。先通曉之，方可閱本宗經論。余於近來又稍稍研究三論，始於佛經所言之理性，澈底明白，方知古來學佛者，或從三論宗入，或從相宗入，確是一定之門徑。楊仁山先生有言曰：「相非性不融，性非相不顯。」蓋相宗則言相之極致，三論宗則言性之極致。若於二宗融會貫通，其於佛典，可以頭頭是道。至余近年來之修持功夫，則以淨土為主，以止觀為輔，將終身行之無敢或懈矣。

今之人輒詆學佛為厭世、為消極，此實全未了解釋迦牟尼佛慈悲濟世之義。夫釋迦說法四十九年，未嘗與社會隔離，何得為之厭世？其捨身度人之宏願，無量無邊，何得為之消極？特恐今人之不善學耳。又今之學佛者，未得佛經中精義，以經中有言及鬼神，輒喜學習扶乩等事，以卜休咎。其實扶乩為神鬼所憑依，或本人潛伏心理之作用，非大菩薩應化常事，亦非佛法中所固有。情識用事，妨礙正念，今人不察，靡然從之，智者亦不能免焉，殊可惜也。

因是子靜坐衛生實驗談

第一章　緒言

寫這書的本意，是有鑑於我國上古一直傳到如今的醫療預防法極有價值，不過遺下來的書籍，滿紙是陰陽五行、坎離鉛汞等代名詞，叫學者沒有方法去了解，理論又涉於神祕，所以不能廣泛流傳。我本想寫一冊明白曉暢的書，公諸當世，然沒有工夫，擱置多年。

到一九一四年（我那時四十二歲）看見日本流行的《岡田式靜坐法》，他說這是他發明的，我乃不能再自遲回，於是寫了一冊《因是子靜坐法》公世。「靜坐」兩字，我國人老早用過，宋朝理學家，多用靜坐功夫；明朝袁了凡有《靜坐要訣》一書行於世，實在與「禪定」的意味相同。不過靜坐這兩個字很為響亮，通俗易解，我也就取用這個名詞。

人們本有四種威儀，叫行、住、坐、臥。唯有坐的時候，全身安定，最容易下手，所以不論道家、佛家，都採用趺坐的方法。平臥時候，也可做這功夫。功夫到極其純熟，走路時，停住時，也能夠動中取靜，心不外馳，那是不容易的。

我的原書出版以後，銷路極廣，大約到一九一八年（我那時四十六歲），我又採取佛教天台宗的止觀法，撰成《靜坐法續編》公世。兩書不脛而馳，重版數十次，到如今又經過三十六年（我現年八十二歲），積了不少經驗，證實了「奇經八脈」的通路，可以供醫療預防的參考。這書從原理、方法、經驗三方面加以說明，但比前兩書豐富得多。

第二章　靜坐的原理

第一節　靜字的意義

地球一刻不息在那裡轉動，我們人類在地球上面，比螞蟻還小得多，跟著地球去動，自己一點不知道，但自己無時無刻也在自由行動，即使睡眠時，心臟的跳動，也絕不能停止。這樣說來，宇宙間都是一種動力，哪裡有靜的時候。所以靜與動，不過相對的名稱，我們自己身心有動作，與地球的動力相反，這就叫做動；我們自己沒有動作，與地球的動力適應，這就叫做靜。

人們在勞動以後，必須加以休息。譬如廠中勞動的工人，勞動多少時間，必有休息時間；在學校勞動腦力的教師，教學五十分鐘，也必休息十分鐘，這休息就是靜。不過這種的靜，不是身心一致的，有時身體雖然休息，心中恰在胡思亂想，所以不能收到靜字的真正效驗。

第二節　身心的矛盾

人們有身與心兩方面，不去反省，也就罷了，若一反省，那麼身與心，沒有一刻不在矛盾中間。例如做一件壞事，不論是好人是壞人，在沒有做的時候，他們的良心第一念，總知道這事是不應該做的，然身體不服從，良心為欲望所逼迫，就去做了，做後追悔，也來不及了，這就是身心的矛盾。古人說：「天理與人欲交戰。」若是比較好的人，在沒有做的時候，把良心去制止人欲，就是良心戰勝人欲，也就是矛盾的調和。這矛盾究竟從哪兒來的呢？因為宇宙間的事事物物，沒有一件不是相對的，既然相對，就必定相反。舉眼望空間，就有東西、南北、大小、高低、長短、方圓等等；再看時間，就有古今、去來、晝夜、寒暑等等；再看人事，就有苦樂、喜怒、愛憎、是非、善惡、邪正等等。可見我們所處的內外環境，一舉一動，沒有一處不是相對的，也就沒有一件不是矛盾的。矛盾既是對待而有，也就能相反而成，所以素有修養的人，身心清靜，沒有一點私意夾在裡面，碰到矛盾，就能夠憑良心的指導，去把它調和，這是靜坐最初步的效驗。

第三章　靜坐與生理的關係

靜坐能影響全部生理，外而五官四肢，內而五臟六腑，殆沒有一處沒有關係。然這裡不是講生理學，未便一一列舉，只可就極有關係的神經、血液、呼吸、新陳代謝四種來說說。

第一節　神經

向來我們總是把身與心看做兩樣的東西，自從蘇聯大生理學家巴甫洛夫發明大腦皮層統轄全身內在與外在環境的平衡而起種種反射作用，因外在環境的改變，刺激了感受器，又能影響大腦皮層的活動，因此人類精神與肉體更不是兩樣的，而是一個有秩序的現象，是統一的，不能分離的。

反射有「無條件反射」及「條件反射」兩種方式。

無條件反射是先天性的，不學而能的，比較簡單的。例如物體接近眼睛的時候，眼瞼一定做急閉的反應、鼻孔受刺激引起打噴嚏、喉頭受刺激要咳嗽或嘔吐、手碰到熱湯一定要回縮，這都是無條件反射。

無條件反射絕不夠應付生活上千變萬化的環境，但積聚許多無條件反射，由大腦皮層作用，就能前後聯繫起來成為條件反射。例如梅子味酸，吃了口中流涎，是無條件反射；後來看見梅子，不必入口，就能望梅止渴，這是條件反射。這樣我們對內外一切事物的反應範圍，就十分擴大了。

我們的思想日益發展，又有語言文字的第二信號去代替實際事物的第一信號的刺激，這樣條件反射就可達到沒有止境的廣大範圍了。

反射具有兩種作用，就是「抑制」或「興奮」作用。神經受刺激，大腦命令全身或局部發生興奮，興奮到相當程度，又能發生抑制作用。

那麼靜坐與神經有什麼關係呢？

大腦反射，在我們習慣上說起來，就是妄念，妄念一生一滅，沒有停止的時候，容易擾亂，非但叫心裡不能安靜，並且影響到身體。例如做一件祕密事體，偶然為人揭穿，必然面紅耳赤；又如碰到意外驚恐，顏面必現青白色，這就是情緒影響到血管，蓋慚愧時動脈管必舒張，驚恐時靜脈管必舒張的緣故。又如愉快時則食欲容易增進，悲哀時雖見食物也吃不進，這是情緒影響胃腸機能的緣故。這種例子很多，所以我們必須叫精神寧靜、反射作用正常，使植物性神經系統兩種功能對抗的平衡，庶幾身心容易達到一致。然妄念實是最難控制的，唯有從靜坐下手，反覆練習，久而久之，可以統一全體，聽我指揮。古人說：「天君泰然，百體從令。」就是此意。可見，靜坐與神經的關係是非常密切的。

第二節　血液

血液是人們生活的根源，循環全身，沒有一刻停止。這個循環系統，包括心臟與血管兩大部分。心臟是中心機關，身體各部分的紅色血液（動脈血）都從心臟輸出，同時各部分紫色血液（靜脈血）也都回歸到心臟；血管是輸送血液的管道，輸送血液到身體各部分的叫動脈管，輸送血液回歸心臟的叫靜脈管。這血液循環的工作，在保持全體血流的均衡，叫各部分的活動配合總體的要求而發展，所以循環的工作也隨時跟著全體活動而變異。當身體某一部分活動特別強烈時，這一部分血液循環特別旺盛，以集中多量血液，如飽食時胃部血液比較的集中，運動後則四肢充血；反之，在活動較少部分，則血液的容積也就較少。這樣在一健康身體的各部分，於一定時間內所得到的血量，既不缺乏，也不過多，方能保持正常的循環工作。

血液所以能夠周流全身，繼續不停，固然是靠心臟與血管有舒張及收縮性，但必在一個總的領導之下，方能沒有偏頗的弊病。擔負這個領導的就是中樞神經，尤其是大腦皮層。

巴甫洛夫說：「從腦脊髓傳至心臟與血管的神經，一為興奮性，一為抑制性。前者教心動加速，血管口徑縮小；後者教心動變弱變慢，血管口徑弛張。這兩種作用維持著一定的交互關係，使循環系統的活動能夠得到調節。」

血液循環一有停就會生病，所以不論中西醫生診病時，必先指按脈搏。血液停滯，有內在的原因及外來的原因。

內在的原因：一、內臟雖統轄於中樞神經，受脊髓神經及植物性神經（交感和副交感神經）的支配，與大腦是間接的，疾病潛伏時期，引起異常反射，血行也不正常；二、常人全身血量，大半儲於腹部，腹部筋肉柔軟無力，有時不能把血盡量逼出去，以致多所鬱積，使其他各部失調；三、內臟器官，我們不能隨意直接指揮它，血液如有遲滯，非但不知不覺，就是知道了，也只有到疾病發作時請教醫生，自己別無辦法；四、心臟跳動，對於動脈管的發血，接近而有力，至於靜脈管的血，從頭部四肢回入心臟時候，距離心臟跳動較遠，力量較弱，比較容易停留在腹部。

外在的原因，是寒暑、感冒、外傷等物理的和化學的刺激，使血液循環失調，更為顯而易見。

靜坐的功夫，把全身重心安定在小腹，練習日久，小腹筋肉富有彈力，就能逼出局部鬱血，返歸心臟，並且內臟的感覺漸漸靈敏，偶有失調，可以預先知道，因此血液循環十分優良，自然不易生病。這種醫療預防法，比較在疾病發生後再去求治，其功效是不可以比擬的。

第三節　呼吸

呼吸對於人們的生活機能，關係十分重要。人們都知道飲食所以維持生命，不飲不食就要飢渴以至死亡。殊不知呼吸比飲食更加重要。人們若斷食，可挨到七天尚不至死，倘一旦閉塞口鼻，斷了呼吸，恐怕不到半小時就要死的，這是呼吸比飲食重要的證據。人們要得飲食，必須金錢，要得金錢，必須靠勞動，至於呼吸，可在大氣中隨時取得，不費一些勞力及金錢，所以常人只知飲食的重要，不知呼吸的重要，原因就在這裡。

人體活動所需要的能量與熱量，主要來源是食物的氧化。胃臟好比機器的鍋爐，食物消化好比鍋爐的燃燒。物理學的公例，燃燒必須氧氣，燃燒以後必產生二氧化碳（舊稱炭酸氣），氧化過程所需要的氧氣與產生的二氧化碳都是來自大氣中，回到空氣中的。這種身體內外氣體交換的過程，總稱為呼吸。氧氣吸入時，係先到肺部，由肺部轉到心臟，使靜脈血變為動脈血，依動脈管的輸運而分布於身體各部，然後脫離血管而入於組織，以供細胞的利用。細胞所產生的是二氧化碳，這氣有毒，必須排除，就循相反的路徑，由靜脈管的輸運回到心臟，由肺達口鼻，向外呼出。氣體出入肺臟，主要依靠胸部肌肉及膈肌（橫膈膜）的運動，總稱為呼吸運動。這運動日夜不停，終生沒有休息（剋實說來，心臟一跳一停，呼吸的一出一入，中間也有極短的休息），所以能夠做到這一點，全由於中樞神經的指揮，而達到氣體出入的平衡。

呼吸運動：當吸氣時，空氣從鼻孔經咽喉而至氣管，然後由支氣管及小支氣管而入肺部；當呼氣時，肺泡中的氣仍由原路而出。肺分左右兩部，左肺兩葉，有肺三葉，生理學者估計人肺全部的肺泡數目，為七點五萬萬，其總面積在七十平方米左右，約有五十五平方米的面積具有呼吸功能。這一面積，比起人們身體表面的總積來，約大三十餘倍。想不到一個小小胸腔內，竟能容納那麼廣大的面積，可見肺的結構之精巧了。

呼吸時氣的出入，雖然也有氮氣及水蒸氣夾雜在內，但無關緊要，主要在吸入氧氣，呼出二氧化碳，使靜脈管中的紫血變成紅血，再輸入動脈管，所以血液循環，全靠呼吸運動來幫助。這種循環，約二十四秒鐘全身一周，一晝夜三千六百周。人們呼吸次數，一晝夜二萬餘次，所吸清氣，共三百八十餘方尺。每人體中血液，平均以二升五合計算，它所澄清的血液，有一萬五千餘斤。這種偉大的工作，人們通常竟不能覺知，真是奇妙。

一呼一吸叫「一息」，人們生命寄託在此，一口氣不來，便要死亡。靜坐功夫，正對這生命本源下手。古往今來，無論衛生家、宗教家，均要練習呼吸。初步入門是這個，練到成功，也離不了這個。

第四節　新陳代謝

新陳代謝是一切有生命的物體所共有的特性，乃是生命活動的基本特徵，也是生物與非生物最重要區別的所在。進化到了人類，新陳代謝更是最基本的生理活動。只是人類的身體結構，已變得極端複雜，新陳代謝所需要的養料與氧氣，都必須經過一套極複雜的過程，方才到達於組織，而組織中的新陳代謝所產生的廢物，也必須經過極複雜的過程，方能輸出於體外。人體排洩的廢物，也不外乎固體、液體、氣體三種。固體、液體從大小便及皮膚汗孔排出，氣體則由肺部及口鼻排出，而以氣體尤為重要。

上文所舉的血液循環及呼吸，就是完成新陳代謝的輔助活動，而中樞神經系統更是保證新陳代謝作用在各種過程能夠順利進行所必需。

新陳代謝過程分為兩方面。一是組織代謝，包括身體組織的建設與修補及能量原料的儲藏。未成年的人發育沒有完全，建設方面多；已成年的人發育完全，則修補方面多。二是分解代謝，包括組織的分解及能量原料的分解。無論哪一種分解，都要產生動能、熱能，熱能產生後，一部分用來維持體溫，多餘的就迅速放散於體外。

這樣說來，新陳代謝的過程，它包括兩種相連續而不可分的步驟：一是組織或養料的合成與分解；二是能量的產生與利用及放散。這新陳代謝，使我們全身的細胞，舊的時時刻刻在分解，新的時時刻刻在產生。據生理學者估計，一個人的細胞，不斷的在那裡更換，經歷七個年頭，實際上已經另換了一個身體。我們只要對鏡看看自己的面孔，青年與幼年不一樣，中年與青年又不一樣，至老年更不一樣，就可證明新陳代謝暗中在更換我們的身體，我們卻一點不知道，真太呆了。

靜坐能使中樞神經寧靜，完全它的指揮功能，使血液循環優良，呼吸調整，幫助新陳代謝作用，這效力是極大的。

第四章　靜坐的方法

靜坐前後的調和功夫

甲、調飲食

人身譬如機器，機器轉動必須加油加煤，人身運動就必須飲食。飲食先經過口腔的咀嚼，與唾液混和，再由胃液的消化變為糜粥狀，轉入小腸。所有各種食物，必須在小腸裡消化完畢，方變成乳狀的養分，入於血液，以供全身的利用。可知飲食與生命有重大關係。

然吃的東西若過多，胃腸不能盡量消化、吸收，反要把未消化的餘物排洩於體外，叫胃腸加倍工作，結果必致氣急身滿，靜坐不得安寧；又吃的東西若太少，就有營養不足、身體衰弱的顧慮，也於靜坐不相宜，所以飲食必須調勻。

我們的習慣，總喜歡多吃，最不相宜。應該在進食以後，略有飽感，就即停止。古人說：「體欲常勞，食欲常少。」這句話極有意味。又食物不宜過於厚味，能夠蔬食更好。凡在吃飽的時候，不宜靜坐，通常要在食後經過兩小時，方可入坐；早晨起來，盥洗以後，但飲開水，空腹入坐，也最適宜。

乙、調睡眠

人們勞力、勞心以後，必須有休息的時間，以回復其體力。睡眠乃是最長久的休息。常人以睡眠八小時為度，過多就叫精神困昧，於靜坐極不相宜；過少則體力沒有完全恢復，心境虛恍，也於靜坐不宜。所以睡眠必須有定時、有節制，常常叫神志保持清明，方才可以入坐。每夕入睡前，可在床上入坐，或者半夜睡醒後，起身入坐。入坐後，如覺得睡眠還不足，就再睡一下也可。總之，睡眠不可過多，也不可過少，方為合理。

丙、調身

端正身體的姿勢，叫做調身。調身於坐前、坐時、坐後都要注意。

身體的動作，有行、住、坐、臥四種威儀，修靜的人，平常行住進退，必須極其安詳，不可有粗暴舉動，舉動若粗，則氣也隨之而粗，心意輕浮，必定難於入靜，所以在坐前，應預先把它調和。這是坐前調身的方法。

到入坐時，或在床上，或在特製的坐櫈上，須要解衣寬帶，從容入坐。先安置兩腳：若用趺坐（雙盤），就把左腳小腿曲加右股上面，令左腳掌略與右股齊，再把右腳小腿牽上，曲加於左股，使兩腳底向上，這時兩股交叉呈三角形，兩膝蓋必緊著於褥，全身筋肉，好像張弓，不致前後左右欹斜，乃是最正確的姿勢；然年齡稍長的人恐學不來，則可改用半趺（單盤），單以左腳小腿曲置右股上，不必再把右腳小腿牽加於左股上面；更有並單盤也不能做到，可把兩小腿向後交叉於兩股的下面也可。次要安置兩手：把右掌的背疊在左掌上面，貼近小腹，輕放在腿上。然後把身體左右搖動七、八次，就端正其身，脊骨勿挺勿曲，頭頸也要端正，令鼻與臍如垂直線相對，不低不昂，開口吐腹中穢氣，吐畢，把舌頭抵上顎，由口鼻徐徐吸入清氣三次至七次，多寡聽人的便。於是閉口，唇齒相著，舌仍舊抵上顎，再輕閉兩眼，正身端正，兀然不動。坐久若微覺身體或有俯仰斜曲，應隨時輕輕矯正。這是坐時調身的方法。

坐畢以後，應開口吐氣十數次，令身中熱氣外散，然後慢慢的搖動身體，再動肩胛及頭頸，再慢慢舒放兩手兩腳，再以兩大指背互相摩擦生熱以後，擦兩眼皮，然後開眼，再擦鼻頭兩側，再以兩手掌相搓令熱，擦兩耳輪，再周遍撫摩頭部以及胸腹、背部、手臂、足腿，至足心而止。坐時血脈流通，身熱發汗，應等待汗乾以後，方可隨意動作。這是坐後調身的方法。

丁、調息

鼻中氣體出入，入名為吸，出名為呼，一呼一吸為一息。靜坐入手最重要功夫，就在調息。呼吸有四種相：

一、喉頭呼吸：普通的人，不知衛生，呼吸短而且淺，僅僅在喉頭出入，不能盡肺葉張縮的量，因此達不到徹底的吸氧吐碳的功用，血液循環不能優良。

二、胸式呼吸：這比較前面稍好，氣體出入能夠達到胸部，充滿肺葉，體操時的呼吸運動，就做到這地步。然以上兩種仍不能算做調息。

三、腹式呼吸：一呼一吸，氣體能夠達到小腹。在吸氣時，空氣入肺，充滿周遍，肺底舒張，把膈肌壓下，這時胸部空鬆腹部外凸；又呼氣時，腹部緊縮，膈肌被推而上，緊抵肺部，使肺中濁氣盡量外散。這方是靜坐的調息。學者應該注意，呼吸時絲毫不可用力，要使鼻息出入極輕極細，漸漸深長，自然到達腹部，連自己耳朵也不聞鼻息出入的聲音，方是調相。

四、體呼吸：靜坐功夫，年深月久，呼吸深細，一出一入，自己不覺不知，好像入於無呼吸的狀態，雖然有呼吸器官，若無所用之，而氣息彷彿從全身毛孔出入，到這地步，乃達到調息的極功。

學者在平常時候，應該注意鼻息出入，不可粗淺，宜從喉胸而漸達腹部。是為坐前調息的方法。

在入坐時，息不調和，心就不定，所以必使呼吸極緩極輕，長短均勻。也可用數息法，或數出息，或數入息，從第一息數至第十，然後再從第一息數起，若未數至十，心想他事，以至中斷，就再從第一息數起，反覆練習，久久純熟，自然息息調和。這是坐時調息的方法。

因調息的緣故，血液流通，周身溫熱，在坐畢時，應該開口吐氣，必待體中溫熱低減，回復平常狀態後，方可隨意動作。這是坐後調息的方法。

戊、調心

人們自有生以來，就是妄念用事，念念生滅不停，所謂意馬心猿，最不容易調伏。

靜坐的究竟功夫，就在能否調伏妄心。

人們在四項威儀中，未入坐時，除臥以外，就是行與住，應該先對這兩項威儀常常檢點。一言一動，總須把心意放在腔子裡，勿令馳散，久久自然容易調伏，這是坐前調心的方法。

至於入坐時，每有兩種心象：一是心中散亂，支持不定；二是心中昏沉，容易瞌睡。大凡初學坐的人，每患散亂；練習稍久，妄念減少，就容易昏沉，這是用功人的通病。治散亂的病，應當一切放下，看我的軀體也是外物，不去睬它，專心一念存想小腹中間，自然能夠徐徐安定；治昏沉的毛病，可把這心提起，注意鼻端，使精神振作。大抵晚間靜坐，因白天勞倦，易入昏沉，早晨入坐就可避免。又可用前面數息方法，從一到十，數得不亂，久久習熟，心與息相依，則散亂昏沉兩病，都可避免。這是坐時調心的方法。

坐畢以後，也要隨時留意，勿再胡思亂想。這是坐後調心的方法。

以上調身、調息、調心三法，實際係同時並用，為文字記述便利起見，乃分做三面，讀者應該善於領會，切勿逐節分割去做。

第五章　止觀法門

靜坐時候，身體四肢，安放妥當，呼吸調勻，只是這個心，最難調伏。人們的心，一向是追逐外物，如今要把它收回來，放在腔子裡，真不是容易的事體，這時應該耐心練習「止觀」法門。

學者對前面的調和功夫，做得有點成效以後，應進一止學習止觀；就是調和功夫沒有得到成效，一直學習止觀也是可以的。

止是停止，把我們的妄心停止下來。妄心好比猿猴，一刻不停，怎樣下手呢？我們要猿猴停止活動，只有把牠繫縛在木樁上面，牠就不能亂跳了。修止的第一步，就繫緣止。妄心的活動，必定有個對象，不是想一件事體，就是想一樣東西，這依附的事物，叫做緣；妄心忽想甲，忽想乙，忽想丙、丁等等，叫做攀緣。我們把這個心念繫在一處，比如把鎖繫住猿猴，所以叫做繫緣止。這個止法有好幾種，今就通常適用的舉出兩種：

一、繫心鼻端：把一切妄想拋開，專心注視鼻端，息出息入，入不見它從哪裡來，出不見它從哪裡去，久而久之，妄心就慢慢地安定下來。

二、繫心臍下：人們全身的重心在小腹，把心繫在這個地方，最為穩妥。這時應該想鼻中出入的息像一條垂直的線，從鼻孔喉管逼直通至小腹，久後不但妄心漸停，並且可以幫助調息功夫。

學習繫緣止，稍微有點純熟，就可進修制心止。什麼是制心止呢？前說的繫緣止是就心的對象方面下手，今制心止直從心的本體上下手，就是看清我們心中念頭起處，隨時制止它，斷除它的攀緣。這比繫緣止為細密，是由粗入細、由淺入深的功夫。

再進一步，要修體真止，更比較制心止為高。前面兩法，還是修止的預備工作，這法乃是真正的修止。什麼叫做體真止呢？體是體會，真是真實。仔細體會心中所想的事物，倏忽即已過去，都是虛妄，了無實在，心中不去取著，洞然虛空，所有妄想顛倒，不必有意去制它，自然止息。沒有虛妄，就是真實，心止於此，故叫它體真止。至於修體真止的方法，應該在靜坐時候，閉目返觀我的身體，自幼而壯、而老、而死，細胞的新陳代謝，刻刻變遷，剎那不停，完全虛假，並沒有實在的我可以把握得住；又返觀我的心念，念念遷流，過去的念已謝，現在的念不停，未來的念沒到，究竟可以把住哪一個念為我們的心呢？可見妄心一生一滅，都是虛妄不實。久久純熟，妄心自然會停止，妄心停止，那就是真實境界。

學靜坐的人，起初是心思散亂，把持不住，這叫做「散亂」。散亂是心向上浮，治散亂的方法，就是用止。止而又止，心思漸漸收束，不知不覺，坐下不久，又要打瞌睡，這叫做昏沉。治昏沉的方法，就要用觀。觀不是向外觀，是閉目返觀自心，也有三種：

一叫「空觀」：觀宇宙中間一切一切的事物，大至世界山河，小至我的身心，都刻刻在那裡變化，沒有絲毫實在，都是空的，提起這心，觀這空相，叫做空觀。

空觀練習稍久，入坐後再看這心，念頭起處，每一念頭必有一種對象，對象不是一事，就是一物。世間的事物，都是內因外緣湊合而成，今姑舉一例：譬如五穀種子能夠生芽，是內因；水土能夠養育種子，是外緣。若把種子藏在倉裡，不去播種，就永不能夠生芽，因為只有內因，缺乏外緣，因緣不湊合之故。又如有田土、有水利，你若不去下種，也永不能夠生芽，因為只有外緣，缺乏內因，因緣也不湊合之故。凡世間的事物，都是因緣湊合即生，因緣分散即滅，我們心中念頭的起落，也是這等假象，絲毫不可執著。如此觀察，叫做「假觀」。

從相對方面看來，空觀是屬於無的一邊，假觀是屬於有的一邊。功夫到此地步，還不算完全，應該再為精進，觀空時不去執著空，觀假不去執著假，離開空假兩邊，心中無依無著，洞然光明，這叫做「中觀」。

上述止觀法門，表面好像有些區別，實則不過在修持時候，心的運用方向，或有時偏於止，或有時偏於觀罷了。剋實說來，就是念念歸一為「止」，了了分明為「觀」，止時絕不能離開了觀，觀時也絕不能離開了止。學者切勿拘泥文字，應該隨時活用為要。

第六章　六妙法門

上文第四章所講的調和功夫，雖然把調身、調息、調心三者並說，仍偏重在身的方面；第五章所講止觀法門，則偏重在心的方面；這章六妙法門，則著重在息的方面。息是生命的本源，假如一口氣不來，那時身體便是一個死物，神經不再有反射作用，心也死了，生命就此完結。唯有依靠這息，把身心兩者聯結起來，方能維持這個生命。鼻孔氣體的出入，就依靠這個息。我們肉眼雖然看不見氣體，而氣體確是有形質的，有形質就是物，既是物，那就屬於身體的一部分。我們知道息有出入，能夠知道的就是心，它屬於精神的一部分。可見，這息所以能夠聯結身心，就因為它的本身也是身心一部分的緣故。

六妙法門專教人在這個息上用功，是靜坐徹始徹終的方法。學者修習止觀以後，進修這法固然可以，就是沒有修習止觀，一直學這法門，當然也可以的。

六妙門有六個名稱：一數，二隨，三止，四觀，五還，六淨。

什麼叫數呢？就是數息。數有兩種：

甲、修數：學者入坐後，應先調和氣息，不澀不滑，極其安詳，徐徐而數，從一數至十，或數入息，或數出息，聽各人的便，但不應出入都數。心注在數，勿令馳散，若數不到十，心忽他想，應該趕速收回，從一重新數起，這叫修數。

乙、證數：數息日久，漸漸純熟，從一到十，自然不亂，出息入息，極其輕微，這時覺得用不著數，這叫證數。

此後應該捨數修隨，隨也有兩種：

甲、修隨：捨掉前面數法，一心跟隨息的出入，心隨於息，息也隨於心，心息相依，綿綿密密，這叫修隨。

乙、證隨：心既漸細，覺息的長短可以遍身毛孔出入，意境寂然凝靜，這叫證隨。久而久之，又覺得隨息還是嫌粗，應該捨隨修止。止也有兩種：

甲、修止：不去隨息，把一個心，若有意，若無意，止於鼻端，這叫做修止。

乙、證止：修止以後，忽然覺得身心好像沒有，泯然入定，這叫證止。用功到這地步，學者應知定境雖好，必須用心光返照，令它明了，不著呆於止，這時應該修觀。觀也有兩種：

甲、修觀：這時於定心中細細審視，微細的息出息入，如空中的風，了無實在，這叫修觀。

乙、證觀：如是觀久，心眼開明，徹見息的出入已周遍全身毛孔，這叫證觀。

此處止、觀兩法，雖然與上章的止觀名字相同，而意義略異。因為上面所說止觀是從心下手的，這裡的止觀是從息下手的。修觀既久，應該修還。還也有兩種：

甲、修還：我們既然用心來觀照這息，就有能觀的心智，所觀的息境。境與智對立，是相對的，不是絕對的，應該還歸於心的本源，這叫修還。

乙、證還：這能觀的心智是從心生，既從心生，應隨心滅，一生一滅，本是幻妄，不是實在。須知心的生滅，好比水上起波，波不是水，波平方見得水的真面目。心的生滅，一如波浪，不是真心，應觀真心本自不生，不生故不有，不有故即空，空故無觀心，無觀心也就沒有觀境，境智雙亡，這叫證還。

既證已，尚存一還相，應當捨還修淨。修淨也有兩種：

甲、修淨：一心清淨，不起分別，這叫做修淨。

乙、證淨：心如止水，妄想全無，真心顯露，也不是妄想以外另有個真心，要知返妄就是真，猶如波平就是水一樣，這叫證淨。

以上六妙門，數與隨為前修行，止與觀為正修行，還與淨為修行的結果。因此六門中間，以止為主，觀只是幫助這個止，叫它了了明明，然後能夠得到還與淨的結果。

第七章　我的經驗

第一節　少年時代

我自幼多病，身體消瘦骨立，夢遺、頭暈、腰酸、目眩、耳鳴、夜間盜汗，種種徵象，不一而足。偶然出門，走不到半里路，就腳軟乏力，不能舉步。到十五、六歲時候病象更多，怔忡、心悸、潮熱往來。記得十七歲的春天，每天午後身體發熱，到明天早晨熱退，綿延到十八歲的夏天方癒。

當疾病厲害時，也常常請醫生診治服藥，然一點效驗也沒有。家中有一部中醫書叫《醫方集解》的，它的末了一卷，說及癆病不是方藥所能治，必須自己靜養，可慢慢的轉弱為強。書中引用有道家的「小周天」方法，教人下手修養，我乃照樣學習，果然有效。然疾病發作時，學習就比較認真，一到病好，又復拋棄，沒有恆心去作。到十九歲後，諸病雖然沒有離身，比較以前已略顯轉弱為強的功效。

年二十二歲娶妻以後，自以為身體較健，把靜坐功夫完全拋卻，又不曾實行節欲，於是舊病復發，加以飲食不節，漸成胃擴張病。食管發炎，胃中嘈雜，常常想吃，食物到口，又吃不進去。到二十七歲的春天，仲兄因患肺疾而死，我也被傳染。

二十八歲時，得了咳嗽的病，不久就吐血，經過三個月，病勢日日增加。於是下最大決心，屏除一切藥物，隔絕妻孥，獨自一人，別居靜室，謝絕世事，繼續行持靜坐功夫，規定每天子、午、卯、酉四次，每次一小時至二小時。如是將近三個月，每入坐後，小腹漸漸發熱，熱力一次一次的增加，在小腹中動盪有似沸湯。至五月二十九之夕，小腹中突然震動，這一股熱力衝開背脊骨末端的尾閭，沿夾脊交感神經而上（中國醫經稱為督脈）達於後腦，這樣連夕震動六次，慢慢停止。

計算從三月初五日繼續靜坐，到這時候為止，不過八十五天。以後每次入坐，熱力依此熟路上達於頂，不再震動。我經過這一次震動，身體好像另換了一個，非但種種毛病一朝全癒，而且步履輕健，一舉足能走數十里，也不覺疲乏。從此以後，靜坐功夫不再間斷。

二十九歲時，為生計問題，受聘去當教讀先生，才改為每天早晚二次。是年三月二十八日早晨，小腹熱力復震動，沿夾脊上升，衝擊後腦，連震三天，後腦骨好像豁然而開，這股熱力乃盤旋於頭頂，以後每次入坐都如是，遵循熟路，也不復震。至是十月初五日半夜，小腹復震盪，旋於頭頂的熱力，卻由相反方向直從顏面而下（避開口鼻），分為兩路，至喉嚨復合為一，沿迷走神經循胸部而下入小腹（醫經稱為任脈）。此後每次入坐，這股熱力就從尾閭循背後夾脊上升至頂，再由顏面下降至胸腹，督任循環不已，循行熟路，也不復震。以後，除偶患外症須醫療外，往往終年可不生病。這是預防治療的實驗。

第二節　中年時代

三十一歲到上海後，研究哲學、生理、心理、衛生諸書，和我的靜坐功夫細細印證，頗多領悟，乃以科學方法，說明靜坐的原理，掃除歷來陰陽五行、鉛汞坎離等說，出版《因是子靜坐法》（一九一四年）。這時我年四十二歲。

四十三歲第二次到北京，這時我已研究佛學，京中的道友都說，我的靜坐法是外道，必須改正。這時正逢諦閑大師在北京講圓覺經，我乃從師問止觀法門，改修天台宗的止觀。友人又慫恿我另外寫一本靜坐法，我乃依據《童蒙止觀》及釋禪波羅密次第法門而出版《因是子靜坐法續編》。從這以後，我一直修止觀法。

第三節　修習東密

到五十四歲時候，上海道友有十數人，要從持松阿闍黎修東密十八道。其時我對於密宗還沒有十分信仰，因為友人一定拉我加入，以便知悉密教究竟的內容，我就以好奇的心理前去參加。結果因為儀軌繁重，而且正在光華大學教書，功課又多，不能兼顧，使我不得不暫時放棄。但是我修習止觀法，卻並沒有中止。

第四節　生理上的大變化

《童蒙止觀》中說，修定時善根發相，有八種觸：輕、暖、冷、重是體；動、癢、澀、滑是用。在我的實驗看來，這八種並不是同時齊發，只不過先後發生幾種。

當我在二十八九歲時所發的是輕、暖、動三種：坐久以後，覺全身輕若鴻毛，這是最先的感覺；後來小腹發熱，就發生動力，自脊髓神經上通大腦，又從面部而由迷走神經下達於小腹，循環運行，這是動力打通任督兩脈。醫經說有奇經八脈，除任督兩脈外，尚有衝脈、帶脈、陽蹻、陰蹻、陽維、陰維六脈。

我用止觀功夫十多年，向來是把心意集中於小腹的，此時則改守中宮，不及數日，身體起極大變動，就打通了陽蹻、陰蹻、陽維、衝、帶六脈，這裡分說在下面。

我改守中宮以後，夜半起坐，胸間突突跳動，口津特多，一連幾夕，跳動更甚，動力直上兩眉中間，自覺發出紅光，後直達於頂，盤旋久之，即似電線繞行周身，穿過兩手兩足，歷一分鐘，突然在眉間停止。後來每夕都是這樣，中宮好像有一機關在那裡旋轉，漸漸上升至頭頂，頭頂就隨之轉動，動極之後，突然停於兩眉中間；繼而中宮又動，從左肩到左腿，好像電線，繞半身作一斜圈而轉，床帳也為之震動，動極突然而停；又從後腦震動，動力自脊背而下，突停於尾閭；又從右肩到右腿，也像電線，繞半身作一斜圈而轉，動極突停。這樣從左右腿繞半身作斜圈，就是打通陰陽蹻、陰陽維四脈，因此我初步體會了奇經八脈與神經機能的一致性，絕並不是玄虛的假設。

每次動力都起於中宮而有變化。有一夕，動力從面部左右兩耳間，好像橫畫一條直線，這線左右擺動多次，突然停於眉間；又從頭至下頷，畫一直線，恰與橫線成十字形，上下移動多次，也突然停於眉間；又從頭頂胸腹而下至龜頭，畫成一弧形線，把龜頭挺起，動力自頂至龜頭，上下多次，按這弧形線，是由任脈兼打通衝脈的證據。

某夕，中宮熱力轉動，全身或俯或仰，或左或右，依序擺動，它的擺動次數，前後左右，一點不亂；繼而動及兩手，旋轉迅疾如機輪，向內向外，次數也相等。後動至兩足，左足屈則右足伸，右足屈則左足伸，這等動作，完全出乎生理的自然，絕不能用意識去加以指揮。四肢動作方罷，忽覺頭部擴大，上半身也隨之而大，高及丈餘（佛經上說此境為現高大身），頭忽後仰，胸部也擴大，如太虛空，忽又前俯，背部也擴大如虛空。這時的我，覺得只有下半身沒有上半身，身心都空，非常愉快。

某夕，中宮動力在背部繞脊骨左右旋轉，次數相等；復在背的皮層，自左至右繞一大圈，轉數十次，自右至左繞圈而轉，也是一樣；又在腹中環繞任脈左右旋轉，繼在腰部，自左至右，繞一大圈，旋轉數十次，自右至左，也是這樣按腰部繞圈，是打通帶脈；又動力如螺旋線形，循督脈自後頂下夾脊，趨於尾閭，旋轉數十次，又由小腹，循任脈上頭頂，自後腦夾脊，下至尾閭，也旋轉數十次。嚮者我初通任督兩脈，是從後面尾閭夾脊上頭頂，再從頭頂顏面下至胸腹，如今反其道而行，大概脈絡貫通，路徑純熟，可前可後的緣故。這時衝脈、帶脈也完全打通了。

某夕，動力在中宮（胸腹交界）皮層畫平面螺旋形圈，直徑約二寸，從中心畫向外周，先左旋，次右旋，旋轉次數均是三十六；於是移至小腹皮層，照樣左右畫圈，旋轉次數也是三十六；又上移至胸間，左右畫圈次數也是三十六，中下上三個圈，似作有秩序的安排；復升至頭頂，這螺旋線繞脊骨而下，停於尾閭，復自尾閭繞脊骨而上，達於頭頂，往復兩次；復由左下腹繞左衝脈而上至頭頂，自頂仍繞而下，再由右下腹繞右衝脈而上至頭頂，自頂仍繞而下，後自頭部繞任脈而下至小腹，復繞而上至於頂，有時在頭部左右旋繞，而停止於額，或繞左肩，或繞右肩，它的次數都相等；忽然動力達於兩手指尖，指尖不覺隨之搖動，搖動捷速如舞而極有秩序；忽復由頭頂直達兩足，兩足自然挺直，趾尖轉動之速，也像手指一樣。

某夕，動力先在背部中央皮層畫平面螺旋形圈，從中心向外周，先左轉，次右轉，次數各三十六次；在背的兩腰間皮層照樣左右畫圈，旋轉次數也是三十六，復在背的上部兩肩胛間皮層照樣左右畫圈，旋轉次數也各三十六，也似有秩序的安排。前次是從中宮而下至小腹，上至胸，各左右旋轉畫三個圈；今則自背部中央下至腰間，上至兩胛間，各左右旋轉畫三個圈，前後三圈，地位恰恰相對。生理上天然動作竟如此奇妙，真是不可思議。又動力自頂直達於兩手指尖，兩足趾尖，手指足趾，張開飛舞，兩腿忽伸忽屈，上下兩頤也自然左右相摩，又忽一伸一縮，動作甚捷；忽及於鼻，兩孔忽放忽收，復及兩眼，眼皮忽開忽閉，眼珠隨之旋轉；後及兩耳，耳輪亦稍稍轉動。這樣動作都很天然，它的左右轉動，次數也總是相等。

某夕，中宮動力作一有系統的旋動，起初在兩腰間，橫繞帶脈，左轉右轉各三十六次；上至胸部，也橫繞一圈，左轉右轉各三十六次；下至腹部，也橫繞一圈，左轉右轉各三十六次。這樣中下上的動作，連續三次。復在胸的左側，上下豎轉作一大圈，又在右側豎轉作一大圈，左右交互數次。上升頭部，自後下降於背，從背的左側，豎轉作一大圈，在背的右側也是這樣，左右交互數次。又復動及兩手兩足，兩手放開，向左右各畫一大圈而疾轉，次及兩足，屈伸開合，或足尖相並，足跟向左右分開；或足跟相並，足尖向左右分開；兩膝忽開忽合，又忽橋起，臀部凌空，左右擺動。手足這樣動作，先後有三次，其餘動及兩頤、脣、鼻、眼、耳等，與以前相同，而比較劇烈。

某夕，中宮左右轉，畫成螺旋形圈，上至胸部，下至腹部，與以前一樣，唯旋轉的次數，中上下各六十，不是三十六；忽而中宮的圈放大，覺它的裡面洞然而空；上至胸部，下至腹部，圈形放大，洞然而空，也是一樣。中上下的圈形放大，計有六次，每次停頓的時間有五、六分鐘。於是動力由中宮上至頭部而旋轉，先下至左臀及左半身，似做一橢圓圈，上下旋繞三十六次；再升至頭部，又下至右臀及右半身，做橢圓圈上下旋繞也是三十六次；再升至頭部，由後腦循脊骨下至尾閭，旋轉左腿，再及右腿，也各三十六次。

某夕，除中宮、腹部、胸部三處轉動外，動力上升頭部，在腦殼內，左右旋轉各三十次，遂由腦後沿脊骨下降至尾閭，兩足因之屈伸開合；復由腹中上升，動及兩肩兩手，復上升至頂，從顏面而下，至左右肩旋轉，並及兩手；復動及兩足，兩足除屈伸開合外，忽屈作三角形，使身仰臥，兩小腿站起，兩肩支撐，使身體懸空，臀部乃左右轉側，並轉及兩腰，使身體左右斜動；既而平臥，兩足掌自然相合而摩擦，又左足掌擦右腿，右足掌擦左腿，交互而擦，次數相等。由是動及兩肩、兩手，兩手掌相摩，或向上，或向下，忽而撫摩頸部，直達面部，向前向後，交互摩擦；復擦及後腦、兩眼、兩鼻、兩耳，再左右互擦兩肩、兩臂，又由下腹上擦至胸及肩，再後擦背部及腰；復下擦兩股、兩腿、足背、足趾，至足心而止；動力又忽上升，反屈兩臂，握拳在兩肩拍擊，旋上擊頸部以及頭部，並及面部，在眼圈、鼻的兩側耳輪間，迴旋擊拍，至太陽穴而止；又忽兩手在兩肩胛徐徐緊捏，左右交互；旋捏兩臂，再捏及頸與頭面；復撫摩胸腹、背腰、兩股、兩腿、兩足背，至兩足心而止。此乃生理上天然之按摩，秩序次數卻一點不亂，絕不能以意思去指揮它，真是奇妙之至。

以上的動作，起初每夕都有，或一種動作連續數十天，或一夕之中有幾種動作，將及半年，漸漸減少，以至停止，就不復動。大概全身脈絡貫通以後，就不感到再有什麼衝動了。

這裡不過採取它的動作不重複的記錄出來。大概可分四類：一是手足舞蹈；一是擊拍；一是按摩；一是緊捏。

第八章　晚年時代

第一節　修學藏密開頂法

這是西藏密教往生淨土法門，向來沒有傳入內地。其理由以往生淨土的人，臨終時，他的神識必由頂門出，故依此設教，令學者持咒，先開頂門，常常學習，到臨終時候，有熟路可循。

我在一九三三年（六十一歲）也曾從諾那上師學習此法，但只教以法門，叫我歸來自習，未有成效。到一九三七年（六十五歲）的春天，聽見聖露上師在南京傳授這法，已傳過四期，都能夠克期開頂，第五期又將開始，自念不可錯過這機會，乃趕往南京，即日到毘盧寺頗哇（譯音，意即開頂）法會報名。

四月一日到毘盧寺，受灌頂禮。比昔時諾那上師所授的繁密得多，上師教我們持亥母金剛咒，為前方便。這咒雖不長，而觀想方法極繁複，須要先誦滿十萬遍，但時日短促，勢所不能，只在傳法前數日中，盡量念誦而已。

從二日起，就在寓中閉門不出，專誦此咒，直至九日上午，僅誦滿六萬二千遍，下午即移居毘盧寺。同學者共到三十九人，據云此期人數為最多。上師為余等剃去頭頂之髮，做小圓形，蓋為後日便於察看頂門的能開與否，可預備插入吉祥草的。

十日，開始在寺中閉關，大講堂中的設壇，極其莊嚴，上師領導進壇修法。每日四座，每座兩小時：第一座七時至九時；第二座十時至十二時；第三座三時至五時；第四座七時至九時。這法門是想頭頂上有無量壽佛，垂足而坐，我身中自頂至會陰，有一脈管，外藍中紅，丹田內有一明珠，移至於心，用力重喊「黑」字，想明珠隨聲直上，衝頂門而出，至無量壽佛心中；再輕呼「嘎」字一聲，明珠即從佛心還入頂門，下至原處。每座，各人叫喚都力竭聲嘶，大汗一身，溼透裡衣（此時尚冷，均著薄棉）。上師看各人疲乏，則唱一梵歌，令人隨唱，以資休息，兩小時中，大概休息四、五次。

我因素有靜坐功夫，本來自會陰到頂門，一根中脈，早已貫通，所以在十一日即有奇效。第一座頭頂放紅光，現高大身；第四座頂門如錐鑿上鑽，明珠向上連打不已，臥時頭部放白光。

十二日，與昨日同樣修法，至第二座時，覺頭骨脹裂，兩顴好像分開；第三座時，頭部豎脹，層層向上若裂。

十三日，第一座時，覺腦部層層如錐刺，初則覺頭殼甚厚，漸鑽漸薄；第三座時，上身忽覺全空，頭部光明放大。

十四日，第一、二兩座時，明珠上射頂上佛腳，自覺線路通利，較昨日的脹裂不同，蓋昨日線路尚沒有通暢的緣故；第四座時，覺頸部裂開如圓柱形，直通胃腸，此乃中脈開張，先則想像，今則顯現了。

十五日，第一座時，覺頂門有孔；第二座時，上師移坐窗外日光明亮處，依次傳喚各人前去開頂，插吉祥草為記。凡頂已開的，草自然吸入，而頭皮不破，我也在其列。今日第一次開著二十八人，餘十一人，草插不入，尚須再修幾座。我等已開頂的，午後就不必修法。但入壇用觀想力，加持未開的人，助他們可以從速開頂。

十六日，我等已開頂的，仍入壇助力。第一座時，開頂者復有九人，最後一比丘、一女居士，尚不得開。這比丘已在日本修過密法，功候頗深，然開頂倒反不容易，蓋學法不可有自恃心，自以為有功夫，往往不能虛受，反致誤事。至彼女居士，是年老資質遲鈍。上師將這二人移至自己座前，親自加持，再修一座，並由已開的人全體幫助，始勉強開成。

我以後用功，仍以止觀為主，兼修頗哇。至五月二十四日，入靜後，胸中放光，漸漸擴大，包含全身，成大圓光。昔者只頭部透明，胸中放光尚是初次，且尚未全身透明，猶覺有一個我在那裡。

二十六日，入靜後，背部亦放光，全身籠罩於光中，殊為愉快。然尚覺有身，未入真空。

二十七日，入靜後，放光甚高，若入雲霄，神亦出去，後漸漸自頭頂收入。

三十一日，入靜後，上身放光，與昨日同。覺小腹內熱如沸湯，也豁然放光，下半身亦空。這是以前沒有的景象。

六月十日，入靜後，全身放光甚明，自覺好像沒有頭部，只是透明的光。

十四日，入靜後，全身放光，上下通明。

十七日，入靜後，全身放光，自覺照耀心目，甚為白亮，且上下左右，周遍皆光，成一大圓形。

十八日，入靜後，全身放光，更為白亮，上下四圍，徹底通明，猶如探海燈之四射，識遊行空中。收入小腹後，加以鍛鍊，即通入兩足、兩手，後入頭部。

第二節　修習藏密的大手印

一九四七年（七十五歲），從貢噶上師學大手印法。顯教中最流行的是淨土與禪宗。淨土重在帶業往生，禪宗重在由定生慧、即身成佛。藏密中的開頂法就是往生淨土，大手印就是禪定。唯它的禪淨兩法，都比較切實可行，我從那時候到現在，一直就照這法修持。

或有人問：你學佛的法門，忽而顯教，忽而密教，違反一門深入的途徑，不是太夾雜了嗎？哪裡能得到成就呢？我說不然，我雖學種種方法，始終不離「定功」，目的無非要它幫助我的定功深進。學頗哇往生有把握，學大手印，定功就由淺入深，人家看我好像有些複雜，實則我仍是一線到底的。

按以上所述頗哇和大手印兩法，不過是編者自述修習的經過。這兩法在康藏很通行，但須喇嘛親自傳授，不是人人可以自修的，請讀者注意（編者補誌）。

第九章　結語

這一小冊子中，原理部分是理論，方法部分是實踐。實驗談就是說效果的，理論與實踐兩相結合，效果就產生了。

我們研究學問，或者從事修養，往往都喜歡在理論方面追求而忽略實踐，這是錯誤的。任憑你理論研究得十分精深，若不去實踐，這等理論也像建築在沙灘上，基礎並不牢固，這叫「說食不飽」。你對人說什麼東西味道最美、最好吃，但實際上並沒有吃進你自己的肚子，怎麼會飽呢！

也有一類人，恐怕理論太深，太難明瞭，就拋卻理論，專去實踐，實踐不得其法，單是盲修瞎練，非但得不到益處，反而得到害處，這又是脫離理論的毛病。所以理論與實踐，正像車的輪和軸，缺少一件就不能行。

中國醫學，近來已得到世界上的重視，發展甚速，頗有多年的慢性病由中醫治療而得癒的。古代流傳的針灸法，如今也推廣復興，而按摩、推拿，雖似趕不上針灸，然應用原理相近，社會上仍見流傳，當然這都是疾病發作以後的治療法。唯有靜坐養生是預防醫學，自古以來流傳不絕，雖然不大引人注意，近年已有人提及，乃是好消息。

這方法在培養本元，令人能夠掌握自己的身心，防病未然，豈不是人人應該學習的嗎？但這法看似容易，學習起來，如果沒有耐心、恆心、堅決心，便不能夠收效。現在把我幾十年來的經驗，擇要寫出，以供學人的參考。至於進一步的解釋，仍然有待今後生理學家、醫學家努力研究和發掘，使這祖國遺產更為發揚光大，放出異彩，以照耀於全世界，那是可以預期的。

一九五四年十月脫稿

中國的呼吸習靜養生法——氣功防治法

生命與呼吸

凡是一個人，從呱呱墮地開始，就必須呼吸，可見有生命就有呼吸，有呼吸也有生命，這兩者的關係，正像形影的不能分離一樣。

掌握呼吸的主要器官是肺，肺部能夠一張一縮，縮的時候，把身體內的濁氣（二氧化碳）從鼻孔裡呼出來；張的時候，把空氣（氧氣）從鼻孔裡吸進去，這個一呼一吹，叫做鼻息。這種呼吸，生理學上稱它為外呼吸。它是從空氣中攝取氧氣給予血液，同時把血液中的二氧化碳放出於空氣中，在肺裡面完成氣體的交換。

另外，人體內的血液循環，從心臟發動，由動脈管將動脈血（紅血）輸出，把從肺裡吸收來的氧氣，運送到身體的每一個角落，分配給全身的各部分組織，又接受各部分組織所釋放出來約二氧化碳，成為靜脈血（紫血），由靜脈管輸回心臟，再出肺動脈輸送到肺部，釋出二氧化碳，吸收氧氣，成為動脈血，由肺靜脈輸回心臟，如此周而復始，稱為血液循環。生理學上把人體各組織細胞之間的氣體交換，稱為內呼吸。因此呼吸的主要功能，即在於保證身體內氧的供給，並排出過多的二氧化碳。

人體裡面這種微妙的、有條不紊的呼吸運動，必須很多器官的協調活動才能實現，而其中特別重要的，是高級神經中樞和呼吸中樞的調節作用。

呼吸對人們生命的關係如此密切，道理也十分明確，然而一般人只以為維持生命最需要的是飲食，不飲不食，就要飢渴，甚至死亡，殊不知道呼吸比飲食更加迫切。人們若斷了飲食，可挨到幾天，若一旦閉塞口鼻，斷絕了呼吸，只要幾分鐘就要死的；這就是呼吸比飲食更迫切的證據。但是，由於人們要得飲食必須用金錢去買，要得金錢，必須靠勞力去換，至於空氣，可任意在大自然中隨時取得，不費一些勞力和金錢，所以相對的只知飲食的需求，而忘卻呼吸的重要了。

疾病的來源

人生在世，不論老的、少的、男的、女的，任何人都可能遭到疾病。疾病有內傷外感兩種來源，內傷是臟腑不調和，或者局部有損害；外感是氣候的變化，或受寒，或受暑；然不論內傷和外感，總不免要影響血液的正常運行、影響內外呼吸的氣體交換，所以就容易生病

應該說明，疾病的來源當然不能簡單地用內傷外感來概括一切，即便是內傷外感，也還應該注意其他因素。總之，如果能在平常時候小心預防，比病起以後去求醫治療，好得多了。

疾病的預防

中國自古相傳的呼吸習靜養生法，在增進健康、預防疾病方面，卻有它獨到之處，它的微妙，也就是針對呼吸著手。

人們一般的運動不外四種。一種叫做「行」：就是下肢的行動；一種叫做「住」：就是立定在那裡；一種叫做「坐」：就是依靠坐位固定肌肉；一種叫做「臥」：只是全身肌肉鬆弛。但是練習呼吸以坐的時候最相宜，因為行時立時，身體和精神不容易安定，臥時身體和精神又易入於昏昧，只有坐時可以安靜，所以通常稱之為「靜坐」。這種靜坐在中國流傳下來有幾千年，最大目的，就是使血行保持正常，無病時候，可以防病，有病時候，可以治病；只要有耐心，每天不斷的練習，就能獲得很大的效果。

靜坐的方法

甲．身體的姿勢

一、兩腳怎樣安放：少年筋骨柔軟，可用此法，就是把左腳小腿架在右股上面，使左腳掌和右股略齊，再把右腳小腿牽上，架在左股上面；這時候兩腳掌向上，兩股交叉，好像三角形，這叫做「雙盤膝」，它的好處：是兩膝蓋必定緊貼坐墊上，坐的姿勢自然端正，不會向前後左右歪斜。但這種雙盤膝姿勢，不容易學，中年以上的人，學起來更難，不必勉強。

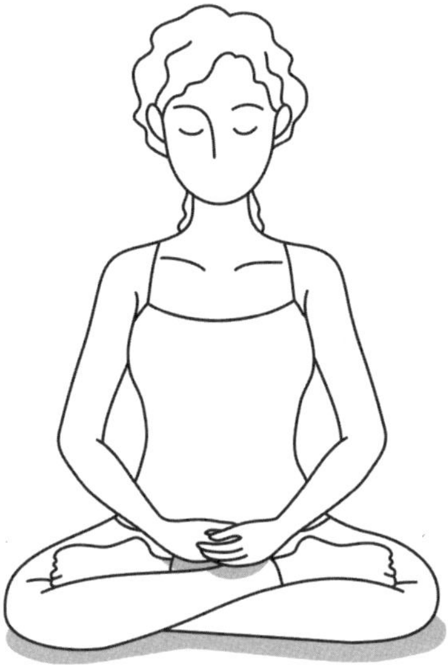

雙盤膝

其次是「單盤膝」，坐時把左腳小腿，架在右股上面，右腳放在左股下就得了。這比雙盤膝容易得多。它的缺點，是左膝蓋不能夠緊貼坐墊，人坐稍久，身體要向左邊歪斜；只要你自己覺得歪斜，慢慢改正，也沒有妨礙的。

倘若老年的人，連單盤地做不到，那就把兩小腿向下面盤，也可以的。不過兩膝蓋都落了空，更容易歪斜，應隨時注意改正。

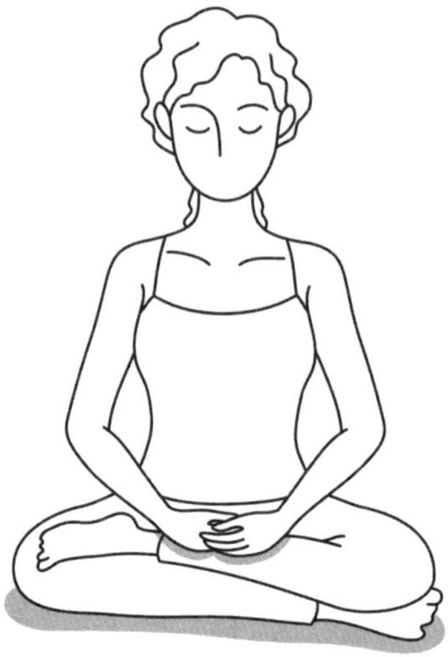

單盤膝

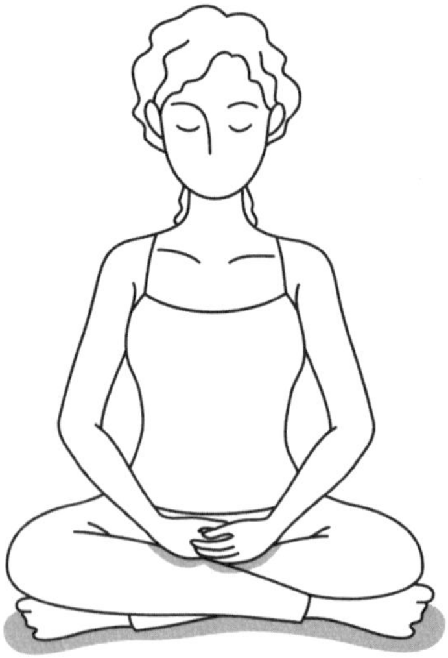

下盤

還有兩腿有毛病的人，連向下盤也做不到，那就把兩腳垂下平坐也可。但須把左腳跟靠在右腳背上，叫做「四肢團結」；或兩腳底平放地面也可，但腿與腳掌，要保持九十度直角。

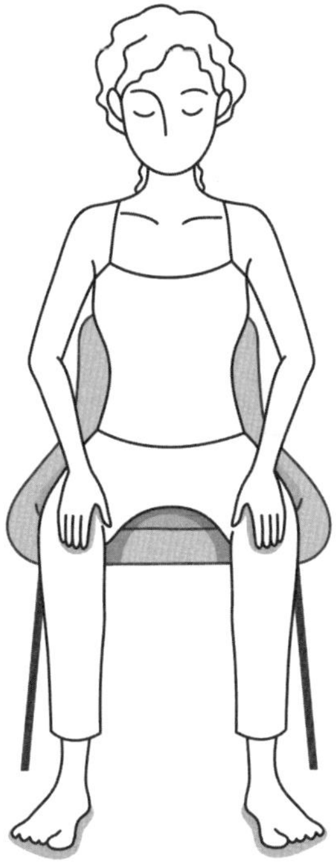

腳底平放地面

初學盤腿時，人坐略為長久，必感覺兩腳麻木，此時可以徐徐放開，等到不麻木時再盤；或就此起身徐行，等到第二次再坐，都可以。

二、兩手怎樣安放：兩手應該寬鬆，絲毫不可著力，把右手背放在左手掌上面，輕輕擱在兩小腿上，貼近小腹。但如在平坐時，也可以將兩手放在兩大腿上部，掌心向下，自然的放平。

三、頭頸，面孔，眼睛，嘴巴的動作都要注意：頭頸要平直，面孔朝前，眼睛輕輕閉合，嘴巴也要閉，不可張開，舌頭抵住上顎。

四、我上文說到的行、住、坐、臥，是人們舉止的四種威儀，都可以用習靜的功夫。當然，行時習靜為最難，住時也不容易，非到功夫很深時不辦，坐時行功最合標準，所以把它作為主要的練習方法，臥時雖易致昏沉，然在不便坐或不能坐時，就不妨以臥式來代替。臥式如人們睡臥一樣，有仰臥、側臥兩種。仰臥姿勢與平常仰臥一樣。但須記得將頭肩等部略事墊高到自己覺得最舒服的程度，耳目口鼻等等的姿勢均同前述。

至於側臥，雖然左右都可，但以作者的研究，當以右側為宜。因左側臥則心臟常受壓迫，不是頂好；右側臥的耳目口鼻等等的姿勢也同前述，但頭及上身須略前俯，上面的腿比較下面的應更加稍彎曲些，使達最舒適的程度，自膝蓋以上的大腿疊於下面的腿上，膝蓋以下的小腿和腳就很自然的貼放於下面小腿和腳的後面，下面的腿自然伸出，微微彎曲，上面的手也自然的伸出，掌心向下，輕輕放於髖關節上面，下面的手，把掌心向

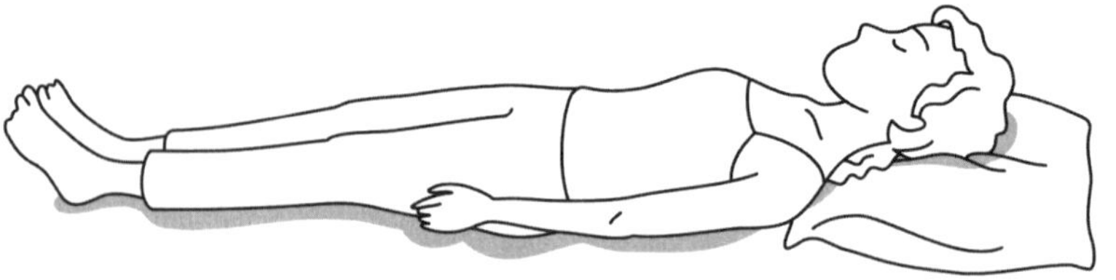

仰臥

上，自然伸開，放於頭畔枕上，距離頭部少許，須看你怎樣覺得最舒適為準。這個臥法，在功夫上有個名字，叫做「獅子王臥法」。

乙．精神的集中

靜坐的時候，要把精神集中在小腹部（即臍下約一寸三分的部位，稱「下丹田」）。初學的人，對這種功夫，極難下手。人們的妄念，一起一滅，沒有一秒鐘停止，所以說「意馬心猿」，最不容易調伏。

靜坐的最後功夫，就是能夠調伏這些胡思亂想的妄念，妄念一旦消除，就能夠出現一種無念境界。那麼怎樣下手呢？應該平常行動做事時候，時刻當心，不要亂想，到靜坐時候，把一切事物放下，拿全副精神集中在小腹，如果妄念又起，就再放下，這樣反覆練習，久而久之，妄念自然會逐漸減少，以達到無念的境界。這是最上乘的方法。如初學者覺得這種定力的根基不夠，可以輕閉兩眼至微露一線之光，而目觀鼻準，這叫做「目

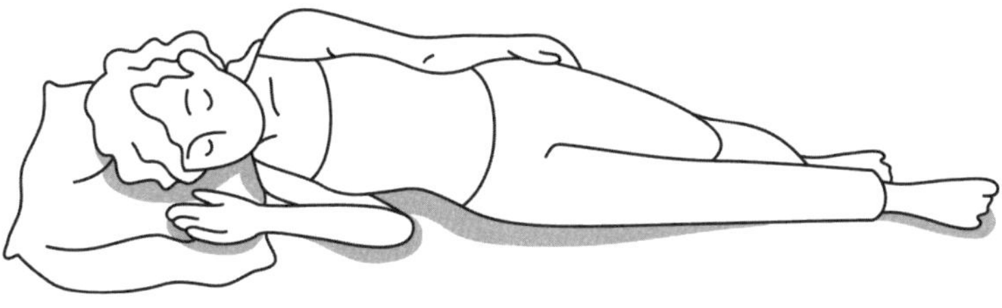

獅子王臥法

若垂簾」。靜靜的自然以鼻呼吸，以至不聞不覺，口也須自然閉合，遇有口津多的時候，可緩緩分小口嚥下。最要緊的仍在自然的意守下丹田，其方法一如上述，這樣可以得到幫助不少。

還有一種方法，仍將兩眼輕輕閉合而用「數息」的方法，一呼一吸叫做「一息」，從一數到十，周而復始，使精神自然集中，這叫做「心息相依」。其他姿勢一如前述，而最重要點，仍是在於「意守下丹」。這種方法，也有很大的幫助。同時還有最緊要的一句話，就是要請讀者記住這一個方法：因這幾種方法，都是最妥善安全的方法，可以沒有流弊，讀者但擇那一種方法在實地練習時經常覺得最舒服者，就是那一種方法於他最為合宜。

初學靜坐的人，常常說：「我沒有學靜坐的時候，妄念倒還少，一入坐後，妄念反而格外多，不知是什麼緣故？」這實在是一種誤解。要知道人們妄念，本來隨時都能有，平常時因和外面環境的接觸，把注意力分散了，故不覺得多；習靜以後，精神集中於內部，才覺得妄念忽起忽滅，不可捉摸，這是一種初步的自覺。能夠從這下手，返觀自心，妄念是怎樣生起來的，練習久之。它自然漸漸會減少，不必怕它。

初學的人，又有兩種境象：一是散亂，沒有法子把情緒安定下來；一是昏沉，時時要打瞌睡。大概初學的人，起先都是容易散亂，無法收斂，練習的時日稍久，妄念減少，就容易昏沉，這是學靜坐者的通病，不必奇怪。治散亂的毛病，應該把一切念頭，完全放下，空空洞洞，什麼也沒有，專一注意在小腹中間，自然能夠徐徐安定。治昏沉的毛病，應該把念頭提起，專注意在鼻頭尖端，把精神振作起來。大概說來，人們因為白天勞累的緣故，夜裡入坐，就容易昏沉，早上起來入坐，因為夜裡眠已足，就不至於昏沉了。

呼吸的練習

上面說到人們的生命寄託於呼吸，呼吸習靜法就在對準呼吸下手，那麼呼吸的練習很是重要，應該詳細談談。

一般人的呼吸往往短而淺，不能盡肺部張縮的力量，因此也不能盡量吸入氧氣吐出炭酸氣，以致血液不清，易致疾病。這裡舉出練習方法如下：

一、呼吸氣息的出入，應該極輕極細，連自己的耳朵也聽不見出人的聲音。

二、氣息應該慢慢的加長，叫它達到小腹；但要純乎自然，不可用力。耐心練習，久後就能夠達到。

三、人們胸中，在肺的下面，胃的上面，有橫膈膜（也叫膈肌）。開始練習呼吸的人，往往會覺得胸中氣悶，這因為沒有推動膈肌的緣故。推動的方法，是吸氣時候從鼻中徐徐吸進新鮮空氣，使肺底舒張，膈肌下降；呼氣的時候，吐出濁氣，下腹部收縮，使膈肌向上升，這樣一上一下地膈肌的運動就會靈活，於是覺得胸部空鬆，一點也不氣悶了。

四、腹中的大小腸，最為柔軟，血液容易到此滯留，呼吸的氣，漸漸深而且長，達到小腹，腹部就有彈力，能夠把滯留在腹腔內的鬱血逼出去，達於四肢。

五、呼吸的氣，必須從鼻腔出入，不可用口；為什麼呢？因為鼻子是專司呼吸的器官，鼻孔裡有毛，可以阻止灰塵和微生物進入呼吸道，倘呼吸的時候，把嘴張開，一則侵奪鼻子的功用；二則灰塵和微生物容易入口，發生疾病，所以不但靜坐時候要閉口，在平常動作時也以閉口為合宜。

治病與防病的功效

呼吸習靜法，對於治病防病的功效是說不盡的，大凡慢性的內症，藥物所不能治療的，此法可能奏效。如今不說空話，舉出實例：如我本人，少年患嚴重的肺病，沒有方藥可以醫治，就用這法，根本治好。

我現在已是八十三歲的老翁，尚耳聰目明，手輕腳健，終年沒有疾病。近數年來，連傷風感冒也很少；碰到氣候突變或陰雨潮溼時候，別人都感到不快，我則依舊一樣，胸襟十分寬舒。這是我本身對呼吸習靜治病防病的體驗。

動與靜應兼修

古來養生法，本有外功與內功兩種。外功著重身體的運動，例如八段錦及近年來流行的太極拳都是，大概專門呼吸習靜，不使身體活動活動，是有偏差的，所以必須兼習外功。

八段錦最簡單，太極拳比較複雜，必須請教老師傳授，如果沒有工夫去學，就是每天做體操也可以的。內功有許多種類，然總離不了呼吸習靜，因為呼吸習靜是內功的基礎。

我從前所寫的靜坐法，未曾提及外功，是一個缺點。我練習太極拳二十餘年，近來仔細體驗，知道它對呼吸習靜大有幫助。所以動與靜兼修，是不可偏廢的。單修外功，不修內功，固然不可；單修內功，不修外功，也是不宜。特地在這裡鄭重提及，希望讀者注意。

結尾語

這本小冊子，是盡我的力量用淺顯通俗的文字寫成，內容沒有高深的理論，使讀者容易了解。

這種鍛鍊身體的方法，中國幾千年以來，只有個人自修，或修得有成效後，傳授幾個弟子，且保守祕密，不肯公開，因此沒有廣泛流傳，深為可惜。近年各地，公開治療，據其統計，治癒慢性病的人，為數已著實不少，真是令人振奮的事。

以上是我自己數十年來對呼吸習靜的體會。跟我練習的人，屈指難數。

實作指導

現代人的一日禪

龔玲慧

《因是子靜坐法》一書，在民國初年出版的時候，造成非常大的轟動，受到各界人士的歡迎。這本書是蔣居士學靜坐的經驗談，他幼年多病，後由於研習氣功、靜坐，得享高壽，因此熱心傳授。這本書分為前編和續編，前編是道家方法，續編則是佛教禪定。隨後又出版多本續作，講述靜坐的方法和功效。

蔣居士提到他「拋棄昔年之靜坐法，改習佛家之止觀法」，由於「道家方法，足以卻病延年，不足以超脫生死。唯佛家方法，下手即以超脫生死為目的，卻病延年乃其餘事，所以為最尊最勝之法」。

確實，靜坐可以幫助我們達成現實人生的許多目標，而禪定更是開發智慧的基礎，對人類的身心有無限的利益。不但能夠防止身體的老化，甚至能夠恢復生命活力，達到長壽、長春，對身心有不可思議的掌握能力。我的導師，國際禪學大師洪啟嵩先生，十三歲時即能以靜坐控制呼吸、心跳、血壓、體溫，雖然在後續的禪法教學中，教導學員以自然呼吸，但年少的禪修經驗，卻親證了透過禪坐對身心的掌握力量。

個人跟隨洪老師習禪及教學近三十年，見到許許多多的人，由於修習禪定，在身心獲益，內心充滿感動。二〇〇九年，我在美國哈佛醫學院麻州總醫院（Massachusetts

General Hospital, MGH），由核磁共振的發明者昆恩（Ken Kwong）博士親自主持，進行「禪定狀態下的腦成相」實驗。

他們發現，在我進入禪觀的狀態下，耳邊強烈的噪音，對我完全沒有影響。此外，我也能依心意放鬆腦中的特定區塊，供科學家掃瞄研究。實驗的成果讓科學家非常振奮，也證明了禪定對身心不可思議的掌握能力。

在科技進步、資訊爆炸的時代，現代人生活在N倍速時代，身心承受的壓力不可言喻。坐禪正是增長人們的健康智能（HQ）與情緒智能（EQ）的最佳妙法。前Apple執行長賈伯斯的驚人創意，與他習禪有著密切的關聯；世界著名NBA籃球隊教練傑克遜，要求球員進行坐禪訓練，他認為坐禪可以保持內心平靜，調整呼吸和情緒，對球員和教練而言，是非常重要的技能。

對學生來說，坐禪能使心靈更專注，記憶力增強，並提高反應力和理解能力。因此二〇一〇年，在洪老師的指導下，我開始進行針對兒童與青少年的「超專注力教學」，成效非常驚人。

而忙碌的現代人，如何以坐禪來提升身心？在此為讀者規畫一日禪修，可以利用週末假期進行一日禪坐。

洪老師曾提出「二十四小時的生活瑜伽」，也就是在一天生活中的各個時段，以禪觀來幫助我們的身心，時時處於最佳狀態。以下的一日禪規畫，個人將以二十四小時的禪觀養生為主軸，為現代人所做的一日禪修規畫。

晨起的禪觀——在光明中開啟成功的一天

早上醒來的時候，不要急著馬上起床，躺在床上，全身放鬆，想像我們彷彿置身在水中，就好像在母親的羊水裡一樣。這是能讓我們身心最放鬆、最安心的地方。

接著，將我們的雙手如在水中浮起一般地輕輕抬起，左手貼著心口，右手放在左手上，慢慢地順心氣下來三至七次，想像光明的氣從心口撫順到丹田。

這時我們會發現，心氣沉入丹田，唾液也增加了，當心氣撫順，煩惱也撫順了，然後我們可以緩緩地起身。

起床之後，請面對太陽升起的方向站立，想像吸進太陽的能量。這時我們會感覺到生生不息的力量進入軀體，一整天充滿朝氣。朝氣可以去掉陰霾，讓人高興，令我們的身體感覺舒服。

刷牙洗臉時，站在鏡子前面，將身心放鬆。

洗臉時，除了把汙垢、眼垢清洗掉，也把昏沉的睡意洗去，想像將黏附身心的汙垢，換成清淨的光明，這時我們的身心就像新生的嬰兒一樣，那麼純潔、柔軟。

飲食的禪觀——放鬆專注的能量飲食

在這一天的禪修當中，記得要好好地放鬆享受三餐，細細去品味食物的滋味，細嚼慢嚥，不疾不徐，心無旁騖，專心做好吃飯這件事。如此一來，我們會發現即使是同樣的食物，但吃起來更覺美味，更容易消化，而且食物的營養更能被身體完全吸收。

吃飯的時候，應該如何放鬆？

首先，吃飯的時候就吃飯，不要看報紙或者滑手機，要專心地吃飯，慢慢地咀嚼。這時舌頭上的味蕾可得到舒張，唾液也會增加，自然能夠嚐到食物的美味。而且當我們放鬆的時候，胃腸更能夠好好地消化及吸收。身心放鬆的飲食，讓我們能夠吸收到食物的精華與能量，讓身體能夠更具足力量、具足長春。

而在禪觀方面，從用餐之前就要開始觀察自己。對自己拿碗、盛飯、挾菜、吃飯，每個動作都看得清清楚楚，好像在觀看電影一樣地看著自己。而當食物進入口中時，每個過程我們都專注感覺，感覺食物的溫度、軟硬、酸甜、味道，我們清楚地了知，並放鬆又專注地享受佳餚。

良好的飲食，能夠供給身體禪修的力量。

在食物的選擇上，盡量多吃天然的食品，少吃加工的食品，例如米飯選擇以糙米取代白米，多吃蔬菜水果。而在禪修當中，由於身心調整非常快，需要較多的能量，所以可以多吃些堅果類的食品。有些人在禪修當中，由於非常精進，身體容易上火，也可以搭配一些清涼退火的食品，如綠豆湯。

上座前的調身

用完早餐之後，稍事休息，就可以準備開始禪坐。

靜坐一定要動、靜配合，只是終日坐著不動，容易造成枯坐，因此在上座前，我們應該先做一些運動。如果有學過瑜伽或氣功，可以在靜坐前稍做練習。

在做完這些柔身運動之後，我們就可以上座。上座後，建議大家再加做一個頭部運動及吐氣的動作，可以幫助我們頭腦清新，呼吸順暢，數呼吸數得更清楚。

一、頭部運動

上座之後第一個動作，頭部盡量向前垂下，直到下巴碰到胸口，但不用勉強，然後再將頭往後仰，重複做三次。

第二個動作，頭部朝右邊肩膀靠。注意不要聳肩。再往左邊肩膀靠，重複做三次。

第三個動作，頭部朝右後方轉動，待回正後再往左後方轉動，重複做三次。

第四個動作，頸部以順時針的方向轉動，再以逆時針方向轉動，重複做三次。

切記動作必須柔和緩慢，眼睛自然張開，保持自然呼吸。

二、口吐濁氣

頭部運動做完以後，接著做吐氣的動作：雙手以肚臍為圓心，放在肚子上面，上身緩緩往前傾，後又慢慢抬起復位，身子前傾的時候吐氣，抬起的時候吸氣。

吐氣的時候想像我們將身上所有的濁氣吐盡，想像我們吸進很清淨、光明的空氣。

坐禪

前行動作做完後，我們就可以開始靜坐，先將我們的坐姿調整好，再以數息法用功。每一座視個人能力，最好能坐到半小時，如果可以的話，坐到一小時更好。

每一座最好都能包含座前的頭部運動、口吐濁氣及下座前的按摩，下座後休息十分鐘，再繼續上座。當然每一座中間，要再增加柔身運動也很好。

下座按摩

在靜坐後，身心產生很好的能量，此時充分按摩，能使身心感到調和舒暢。

按摩的原則是由上而下，由前而後，由內而外，在每個按摩動作之前先以手掌互相摩擦搓熱。

首先按摩我們的眼眶、臉部及額頭，再以十個指頭的指腹按摩頭頂、耳朵、後頸、肩膀、手臂、胸部、脅下和腹部（以順時鐘的方向按摩），再來是背後的肩胛骨、脊椎兩側與腎臟，最後按摩腳。

下座之後的按摩，可以把靜坐當中所產生的清淨成分讓身體完全吸收，對於身心的幫助很大。

行禪

在一日密集禪修中，除了靜坐之外，如果能夠搭配動中禪，對於定力會有很大幫助。我們建議可以行禪和靜坐交互練習，每次行走的時間約二十分鐘以上，依個人體力而做調整。

練習行禪的時候，我們每一個步伐都是清清楚楚的。把你的心放在不動那隻腳上湧泉穴的位置，當第一個腳步踏穩後，再開始走第二步。

在行走時整隻腳要完全地踏在大地上，而且是腳掌張開完全地踏下去。踏下去的時候，腳的感覺要夠鬆，但很實在。腳跟、腳掌、腳趾的每一處都和大地貼合著，這樣的行走，步伐會很穩。

當我們每個步伐都能穩穩地踏著地時，整顆心就能安定下來了。剛開始，盡量放慢腳步，清清楚楚地看著每一個動作，在我們愈走愈純熟之後，心會愈來愈安定、自在。而當心意專注在腳底的時候，四大容易調和，身體會愈來愈健康。

沐浴的禪觀

在這一整天精進又放鬆的禪修後，身體會排出許多汙垢，這時，可以藉由沐浴來洗滌身心。

首先，可以觀想蓮蓬頭灑下的水是光明消淨的甘露，而身體在光明甘露的滋潤下，肌膚變得乾淨、光滑、細嫩，我們的心也隨之清淨、放鬆。

睡夢禪法

當一日將盡，最後我們再讓自己安睡在光明中，為這一天的禪修畫下完美的句點。

睡眠前，想像自己躺在綠草如茵的山谷中，天上是無雲的藍色晴空，讓我們的身心由骨頭到肌肉至臟腑，一層一層地放鬆開來。

首先是全身的骨頭，從上到下，一節一節鬆開；其次全身的肌肉，從頭到腳，一層一層地鬆開；再來想像將腦髓、五官和內臟，由內而外鬆弛開來。

再來，想像我們的身體化成了水，融入大地，最後化成光明，自然而然地進入光明的夢鄉。

一日禪修課表

你可以參考以下的「一日禪修課表」，做為在家一日禪的安排。

時間	內容
7:30	起床
7:30～8:00	晨起的禪觀（撫心氣、吸朝陽光明、盥洗）
8:00～8:30	早餐：飲食的禪觀
8:30～9:00	閱讀：讀經
9:00～9:30	柔身運動
9:30～10:30	上座調身、坐禪、下座按摩
10:30～11:00	行禪
11:00～12:00	上座調身、坐禪、下座按摩
12:00～12:30	準備午餐
12:30～13:00	午餐：飲食的禪觀

13:00～14:00	睡夢禪法
14:00～14:30	柔身運動
14:30～15:30	上座調身、坐禪、下座按摩
15:30～16:00	行禪
16:00～17:00	上座調身、坐禪、下座按摩
17:00～18:00	準備晚餐
18:00～19:00	晚餐：飲食的禪觀
19:00～20:00	閱讀：讀經
20:00～20:20	沐浴禪觀
20:20～22:00	閱讀：讀經
22:00	睡夢禪法

很高興看到《因是子靜坐法》的出版，也希望藉由不斷推廣禪法教育，讓現代人能擁有更幸福自在的人生。在閱讀本書之後，如果偶爾能夠抽出一天，讓自己配合禪坐，在光明中起床、在光明中入睡，不僅能讓你健康養生，更能提升生命的品質，開啟人生的新境界。祝福有緣的讀者，都能運用禪法幫助人生更圓滿、更幸福！

附錄

附錄一　修習止觀坐禪法要[1]

隋・智顗大師

「諸惡莫作，眾善奉行，自淨其意，是諸佛教。」

若夫泥洹之法，入乃多途；論其急要，不出止、觀二法。所以然者，止乃伏結之初門，觀是斷惑之正要；止則愛養心識之善資，觀則策發神解之妙術；止是禪定之勝因，觀是智慧之由藉。若人成就定、慧二法，斯乃自利、利人法皆具足。故《法華經》云：「佛自住大乘，如其所得法，定、慧力莊嚴，以此度眾生。」當知此之二法如車之雙輪、鳥之兩翼——若偏修習，即墮邪倒。

故經云：「若偏修禪定、福德，不學智慧，名之曰愚；偏學智慧，不修禪定、福德，名之曰狂。」狂、愚之過，雖小不同，邪見輪轉，蓋無差別。若不均等，此則行乘圓備，何能疾登極果？

故經云：「聲聞之人定力多，故不見佛性；十住菩薩智慧力多，雖見佛性而不明了；諸佛如來定、慧力等，是故了了見於佛性。」

以此推之，止觀豈非泥洹大困之要門，行人修行之勝路，眾德圓滿之指歸，無上極果之正體也？若如是知者，止觀法門實非淺。故欲接引始學之流輩，開矇冥而進道，說

1. 修習止觀坐禪法要，是天台山修禪寺沙門智顗（又稱智者大師）所述集而成，內容乃有關坐禪作法與坐禪用心，是一本坐禪指南書，又名《小止觀》或《童蒙止觀》。

易行難，豈可廣論深妙？今略明十意，以示初心行人登正道之階梯，入泥洹之等級。尋者當愧為行之難成，毋鄙斯文之淺近也！若心稱言旨，於一眴間，則智斷難量，神解莫測；若虛構文言，慎乖所說，空延歲月，取證無由——事等貧人數他財寶，於己何益者哉！

具緣第一、訶欲第二、棄蓋第三、調和第四、方便第五

正修第六、善發第七、覺魔第八、治病第九、證果第十。

今略舉此十意，以明修止觀者。此是初心學坐之急要，若能善取其意而修習之，可以安心免難，發定生解，證於無漏之聖果也。

具緣第一

夫發心起行、欲修止觀者，要先外具五緣：

第一，持戒清淨。如經中說：「依因此戒，得生諸禪定及滅苦智慧。」是故比丘應持戒清淨。然有三種行人，持戒不同：

一者：若人未作佛弟子時，不造五逆[2]，後遇良師，教受三歸五戒，為佛弟子；若得出家，受沙彌十戒，次受具足戒，作比丘、比丘尼。從受戒來，清淨護持，無所毀犯，是名上品持戒人也。當知是人修行止觀必證佛法，猶如淨衣，易受染色。

2. 五逆，又作五逆罪。即五重罪。指罪大惡極，極逆於理者。

二者：若人受得戒已，雖不犯重，於諸輕戒多所毀損，為修定故，即能如法懺悔，亦名「持戒清淨，能生定慧」，如衣曾有垢膩，若能浣淨，染亦可著。

三者：若人受得戒已，不能堅心護持輕重諸戒，多所毀犯，依小乘教門，即無懺悔「四重」之法；若依大乘教門，猶可滅除。故經云：「佛法有二種健人：一者不作諸惡，二者作已能悔。」

夫欲懺悔者，須具十法助成其懺：一者明信因果；二者生重怖畏；三者深起慚愧；四者求滅罪方法，所謂大乘經中明諸行法，應當如法修行；五者發露[3]先罪；六者斷相續心[4]；七者起護法心；八者發大誓願度脫眾生；九者常念十方諸佛；十者觀罪性無生。

若能成就如此十法，莊嚴道場，洗浣清淨，著淨潔衣，燒香散花於三寶前，如法修行一七、三七日，或一月、三月，乃至經年，專心懺悔，所犯重罪取滅方止。

云何知重罪滅相？若行者如是至心懺悔時，自覺身心輕利，得好瑞夢；或復睹諸靈瑞異相；或覺善心開發；或自於坐中，覺身如雲如影，因是漸證得諸禪境界；或復豁然解悟，心生善識法相，隨所聞經即知義趣，因是法喜，心無憂悔。如是等種種因緣，當知即是破戒障道罪滅之相。從是已後堅持禁戒，亦名尸羅[5]清淨，可修禪定，猶如破壞垢膩之衣，若能補治浣洗清淨，猶可染著。

若人犯重禁已，恐障禪定，雖不依諸經修諸行法，但生重慚愧，於三寶前發露先

3. 發露，指顯露表白所犯之過失而無所隱覆。
4. 相續心，憶念彌陀之信心念念相續，更無餘念間雜而相續不斷。
5. 尸羅，指六波羅蜜中之「戒行」，乃佛陀所制定，令佛弟子受持，以為防過止惡之用。

罪，斷相續心，端身常坐，觀罪性空，念十方佛；若出禪時，即須至心燒香禮拜懺悔，誦戒及誦大乘經典，障道重罪自當漸漸消滅，因此尸羅清淨，禪定開發。故《妙勝定經》云：「若人犯重罪已，心生怖畏，欲求除滅，若除禪定，餘無能滅。」是人應當在空閑處攝心常坐、及誦大乘經，一切重罪悉皆消滅，諸禪三昧自然現前。

第二，衣食具足者。衣法有三種：一者如雪山大士，隨得一衣蔽形即足，以不遊人間，堪忍力成故；二者如迦葉，常受頭陀法，但畜糞掃三衣，不畜餘長；三者若多寒國土、及忍力未成之者，如來亦許三衣之外，畜百一等物；而要須說淨，知量、知足，若過貪求積聚，則心亂妨道。

次食法有四種：一者，若上人大士，深山絕世，草果隨時，得資身者。二者，常行頭陀，受乞食法。是乞食法能破四種邪命，依正命自活，能生聖道故。邪命自活者：一，下口食[6]；二，仰口食[7]；三、維口食[8]；四，方口食[9]。邪命之相，如舍利弗為青目女說。三者，阿蘭若處，檀越送食。四者，於僧中結淨食。

有此等食緣具足，名衣食具足。何以故？無此等緣，則心不安隱，於道有妨。

第三，得閑居靜處。閑者，不作眾事，名之為閑；無憒鬧故，名之為靜。有三處可修禪定：一者，深山絕人之處；二者，頭陀蘭若之處，離於聚落，極近三、四里，此則放牧聲絕，無諸憒鬧；三者，遠白衣[10]住處、清淨伽藍中，皆名「閑居靜處」。

第四，息諸緣務。有四意：一息治生緣務，不作有為事業；二息人間緣務，不追尋

6.下口食，指出家人不托缽乞食而自耕作營生。
7.仰口食，指出家人以仰觀星宿、日月、風雨、雷電、霹靂之術以求衣食。
8.維口食，指比丘學種種咒術，卜算吉凶，以如是之不淨方式求衣食而活命。
9.方口食，指出家人曲媚顯貴，通使於四方，借巧言令色而求活命。
10.白衣，指在家人。

俗人朋友、親戚知識，斷絕人事往還；三息工巧技術緣務，不作世間工匠技術、醫方、禁呪、卜相、書數、算計等事；四息學問緣務，讀誦聽學等悉皆棄捨；此為「息諸緣務」。所以者何？若多緣務，則行道事癈，心亂難攝。

第五，近善知識。善知識有三：一，外護善知識，經營供養，善能將護行人，不相惱亂；二者，同行善知識，共修一道，互相勸發，不相擾亂；三者，教授善知識，以內外方便禪定法門，示教利喜。

略明五種緣務竟。

訶欲第二

所言訶欲者，謂五欲也。凡欲坐禪修習止觀，必須訶責。五欲者，是世間色、聲、香、味、觸，常能誑惑一切凡夫，令生愛著。若能深知過罪，即不親近，是名訶欲。

一，訶色欲者，所謂男女形貌端嚴，修目長眉、朱唇素齒，及世間寶物，青黃赤白、紅紫縹綠，種種妙色，能令愚人見則生愛，作諸惡業。如頻婆娑羅王，以色欲故，身入敵國，在婬女阿梵婆羅房中；優填王以色染故，截五百仙人手足。如此等種種過罪。

二，訶聲欲者，所謂箜篌箏笛、絲竹金石音樂之聲，及男女歌詠讚誦等聲，能令凡夫聞即染著，起諸惡業。如五百仙人雪山住，聞甄陀羅女歌聲，即失禪定，心醉狂亂。如是等種種因緣，知聲過罪。

三，訶香欲者：所謂男女身香、世間飲食馨香，及一切薰香等，愚人不了香相，聞即愛著，開結使門。如一比丘在蓮華池邊，聞華香氣，心生愛樂，池神即大訶責：「何故偷我香氣？」以著香故，令諸結使臥者皆起。如是等種種因緣，知香過罪。

四，訶味欲者，所謂苦、酸、甘、辛、鹹、淡等，種種飲食肴膳美味，能令凡夫心生染著，起不善業。如一沙彌染著酪味，命終之後，生在酪中，受其蟲身。如是等種種因緣，知味過罪。

五，訶觸欲者：男女身分柔軟細滑，寒時體溫、熱時體涼，及諸好觸，愚人無智，為之沉沒，起障道業。如一角仙，因觸欲故，遂失神通，為婬女騎頸。如是等種種因緣，知觸過罪。

如上訶欲之法，出《摩訶衍論》中說。

復云：「哀哉眾生，常為五欲所惱，而猶求之不已！此五欲者，得之轉劇，如火益薪，其焰轉熾。五欲無樂，如狗嚙枯骨。五欲增諍，如鳥競肉。五欲燒人，如逆風執炬。五欲害人，如踐毒蛇。五欲無實，如夢所得。五欲不久，假借須臾，如擊石火。智者思之，亦如怨賊；世人愚惑，貪著五欲，至死不捨，後受無量苦惱。」

此五欲法，與畜生同有；一切眾生，常為五欲所使，名欲奴僕，坐此弊欲，沉角三塗。我今修禪，復為障蔽，此為大賊，急當遠之。如《禪經》偈中說：

生死不斷絕，食欲嗜味故。養冤入丘塚，虛受諸辛苦。
身臭如死屍，九孔流不淨，如廁蟲樂糞，愚人身無異。
智者應觀身，不貪染世樂，無累無所欲，是名真涅槃。
如諸佛所說，一心一意行，數息在禪定，是名行頭陀。

棄蓋第三

所言棄蓋者，謂五蓋[11]也。

一棄貪欲蓋：前說外五塵中生欲，今約內意根中生欲。謂行者端坐修禪，心生欲覺，念念相續，覆蓋善心，令不生長，覺已應棄。所以者何？如術婆伽[12]欲心內發，尚能燒身，況復心生欲火，而不燒諸善法！貪欲之人去道甚遠。所以者何？「欲」為種種惱亂住處，若心著「欲」，無由近道。如〈除蓋偈〉說：

入道慚愧人，持缽福眾生，云何縱塵欲，沉沒於五情？
已捨五欲樂，棄之而不顧，如何還欲得？如愚自食吐！
諸欲求時苦，得時多怖畏，失時懷熱惱，一切無樂處。
諸欲患如是，以何能捨之？得深禪定樂，即不為所欺。

11. 五蓋，覆蓋心性，令善法不生之五種煩惱。
12. 婆伽，梵語，意譯破、滅。

二棄瞋恚蓋：瞋是失佛法之根本，墜惡道之因緣，法樂之冤家，善心之大賊，種種惡口之府藏。是故行者於坐禪時思惟：此人現在惱我及惱我親，讚歎失冤，思惟過去未來亦如是，是為九惱[13]。故生瞋恨，瞋恨故生怨，以怨心生故，便起心惱彼。如是瞋覺覆心，故名為蓋；當急棄之，無令增長。如釋提婆那以偈問佛：

何物殺安樂？何物殺無憂？何物毒之根，呑滅一切善？

佛以偈答言：

殺瞋則安樂，殺瞋則無憂。瞋為毒之根，瞋滅一切善。

如是知已，當修慈忍以滅除之，令心清淨。

三棄睡眠蓋：內心昏闇，名為睡；五情闇蔽、放恣支節、委臥睡熟為眠。以是因緣，名為睡眠蓋。能破今世後世實樂法心，及後世生天及涅槃樂。如是惡法，最為不善。何以故？諸餘蓋情，覺故可除，睡眠如死，無所覺識，以不覺故，難可除滅。如佛諸菩薩訶睡眠弟子偈曰：

汝起勿抱臭屍臥！種種不淨假名人，
如得重病箭入體，諸苦痛集安可眠，
如人被縛將去殺，災害垂至安可眠？
結賊不滅害未除，如共毒蛇同室居，
亦如臨陣兩刃間，爾時云何安可眠？

13. 九惱，指佛因過去世之業障，而於成道後所受因果報應之九種災難。

眠為大闇無所見，日日欺誑奪人明，
以眠覆心無所見，如是大失安可眠？

如是等種種因緣，訶睡眠蓋。警覺無常，滅損睡眠，令無昏覆。若昏睡心重，當用禪鎮、杖卻之[14]。

四棄掉悔蓋：掉有三種，一者身掉，身好遊走，諸雜戲謔，坐不暫安。二者口掉，好喜吟咏，競諍是非，無益戲論，世間語言等。三者心掉，心情放逸，縱意攀緣，思惟文藝、世間才技、諸惡覺觀等，名為心掉。

掉之為法，破出家人心。如人攝心，猶不能定，何況掉散！掉散之人，如無鉤醉象、穴鼻駱駝，不可禁制。如偈說：

汝已剃頭著染衣，執持瓦鉢行乞食，云何樂著戲掉法？放逸縱情失法利！

既失法利，又失世樂，覺其過已，當急棄之。

悔者，悔能成蓋，若掉無悔則不成蓋。何以故？掉時未在緣中故，故後欲入定時方「悔」前所作，憂惱覆心，故名為蓋。

但悔有二種：一者因掉後生悔，如前所說。二者如作大重罪人，常懷怖畏，悔箭入心，堅不可拔。如偈說：

不應作而作，應作而不作，悔惱火所燒，後世墮惡道。
若人罪能悔，悔已莫復憂，如是心安樂。不應常念著。

14. 禪鎮、杖卻之，禪鎮是坐禪時，安置於頭上，用以警覺睡眠之道具。杖，指禪杖。意思是用禪鎮或禪杖來警醒修行者，清醒的用功，不落入昏沉之中。

若有二種悔：若應作不作，不應作而作，是則愚人相。

不以心悔故，不作而能作；諸惡事已作，不能令不作。

五棄疑蓋者：以疑覆心故，於諸法中不得信心；信心無故，於佛法中空無所獲，譬如有人入於寶山，若無有手，無所能取。然則疑過甚多，未必障定，令正障定。疑者有三種：

一者疑自，而作是念：「我諸根闇鈍，罪垢深重，非其人乎？」自作此疑，定法終不得發。若欲修定，勿當自輕，以宿世善根難測故。

二者疑師，「彼人威儀相貌如是，自尚無道，何能教我？」作是疑慢，即為障定，欲除之法，如《摩訶衍論》中說。如臭皮囊中金，以貪金故，不可棄其臭囊——行者亦爾，師雖不清淨，亦應生佛想。

三疑法，世人多執本心，於所受法不能即信，敬心受行，若心生猶豫，即法不染心。何以故？疑障之義如偈中說：

如人在歧路，疑惑無所趣，諸法實相中，疑亦復如是。

疑故不勤求，諸法之實相！見疑從癡生，惡中之惡者！

善不善法中，生死及涅槃，定實真有法，於中莫生疑。

汝若懷疑惑，恐王獄吏縛，如師子搏鹿，不能得解脫。

在世雖有疑，當隨喜善法，譬如觀岐道，利好者應逐。

佛法之中，信為能入，若無信者，雖在佛法，終無所獲。如是種種因緣，覺知疑過，當急棄之。

問曰：不善法廣，塵數無量，何故但棄五法？

答曰：此五蓋中即具有「三毒」[15]、「等分」[16]、「四法」[17]為根本，亦得攝八萬四千諸塵勞門。一貪欲蓋，即貪毒；二瞋恚蓋，即瞋毒；三睡眠及疑，此二法是癡毒；四掉悔，即是等分攝：合為四分煩惱。一中有二萬一千，四中合為八萬四千。是故除此五蓋，即是除一切不善之法。

行者如是等種種因緣，棄於五蓋。譬如負債得脫，重病瘥，如飢餓之人得至豐國，如於惡賊中得自免濟，安隱無患。行者亦如是，除此五蓋，其心安隱，清涼快樂。如日月以五事覆翳：煙、塵、雲、霧、羅睺阿修羅手障[18]，則不能明照，人心「五蓋」亦復如是。

調和第四

夫行者初學坐禪，欲修十方三世佛法者，應當先發大誓願，度脫一切眾生，願求無上佛道，其心堅固猶如金剛，精進勇猛，不惜身命，若成就一切佛法，終不退轉。然後坐中正念思惟一切諸法真實之相，所謂善、不善，無記法，內外根塵妄識，一切有漏

15. 三毒，指貪欲、瞋恚、愚癡三種煩惱。
16. 等分，指三毒或兩兩相配，或同時發生。
17. 四法，三毒加上等分。
18. 羅睺阿修羅手障，羅睺阿修羅是四種阿修羅王之一，此阿修羅王手能執日月，障蔽其光。

煩惱法，三界有為生死因果法，皆因心有。故《十地經》云：「三界無別有，唯是一心作。」若知心無性，則諸法不實；心無染著，則一切生死業行止息。作是觀已，乃應如次起行修習也。

云何名調和？今借近譬以況斯法，如世間陶師欲造眾器，先須善巧調泥，令使不彊不懦，然後可就輪繩；亦如彈琴，前應調絃，令寬急得所，方可入弄，出諸妙曲。行者修心，亦復如是。善調五事，必使和適，則三昧易生；有所不調，多諸妨難，善根難發。

一，調食者：夫食之為法，本欲資身進道。食若過飽，則氣急身滿，百脈不通，令心閉塞，坐念不安；若食過少，則身羸心懸，意慮不固。此二皆非得定之道。若食穢觸之物，令人心識昏迷；若食不宜之物，則動宿病，使四大違反。此為修定之初，須深慎之也。故經云：「身安則道隆。飲食知節量，常樂在空閑，心靜樂精進，是名諸佛教。」

二，調睡眠者：夫眠是無明惑覆，不可縱之。若其眠寐過多，非唯廢修聖法，亦復喪失功夫，而能令心闇昧，善根沉沒。當覺悟無常，調伏睡眠，令神氣清白，念心明淨，如是乃可棲心聖境，三昧現前。故經云：「初夜、後夜，亦勿有廢。」無以睡眠因緣，令一生空過無所得也。當念無常之火燒諸世間，早求自度，勿睡眠也。

三，調身；四，調息；五，調心。此三應合用，不得別說，但有初、中、後方法不同，是則入、住、出、相有異也。

夫初欲入禪調身者，行人欲入三昧，調身之宜，若在定外，行住進止，動靜運為，悉須詳審。若所作麤獷，則氣息隨麤；以氣麤故，則心散難錄；兼復坐時煩憒，心不恬怡，身雖在定外，亦須用意逆作方便。

後入禪時，須善安身得所。初至繩床，即須先安坐處，每令安穩，久久無妨。次當正腳，若半跏坐，以左腳置右腳上，牽來近身，令左腳趾與右髀齊、右腳趾與左髀齊；若欲全跏，即正右腳置左腳上。次解寬衣帶周正，不令坐時脫落。次當安手，以左手掌置右手上，重累手相對，頓置左腳上，牽來近身，當心而安。次當正身，先當挺動其身，井諸支節，作七八反，如似按摩法，勿令手足差異。如是已，則端直，令脊骨勿曲勿聳。次正頭頸，令鼻與臍相對，不偏不斜，不低不昂，平面正住。次當口吐濁氣。吐氣之法，開口放氣，不可令麤急，以之綿綿恣氣而出，想身分中百脈不通處，放息隨氣而出，閉口，鼻納清氣，如是至三。若身息調和，但一亦足。次當閉口，唇齒纔相拄著，舌向上齶。次當閉眼，才令斷外光而已。當端身正坐，猶如奠石，無得身首四肢切爾搖動。是為初入禪定調身之法。舉要言之，不寬不急，是身調相。

四，初入禪調息法者，息有四種相：一風；二喘；三氣；四息。前三為不調相，後一為調相。

云何為風相？坐時則鼻中息出入覺有聲，是風也。云何喘相？坐時息雖無聲，而出入結滯不通，是喘相也。云何氣相？坐時息雖無聲，亦不結滯，而出入不細，是氣相也。云何息相？不聲、不結、不麤，出入綿綿，若存若亡，資神安隱，情抱悅豫，此是息相也。

守風則散，守喘則結，守氣則勞，守息即定。坐時有風、喘、氣三相，是名不調，而用心者，復為心患，心亦難定。若欲調之，當依三法：一者，下著安心；二者，寬放身體；三者，想氣遍毛孔，出入通同無障。若細其心，令息微微然，息調則眾患不生，其心易定。是名行者初入定時調息方法。舉要言之，不澀不滑，是調息相也。

五，初入定時調心者，有三義：一入；二住；三出。初入有二義：一者調伏亂想，不念越逸；二者當令沉、浮、寬、急得所。何等為沉相？若坐時心中昏暗，無所記錄，頭好低垂，是為沉相。爾時當繫念鼻端，令心住在緣中，無分散意，此可治沉。何為等浮相？若坐時心好飄動，身亦不安，念外異緣，此是浮相。爾時宜安心向下，繫緣臍中，制諸亂念，心即定住，則心易安靜。舉要言之，不沉不浮，是心調相。

其定心亦有寬急之相：定心急病相者，由坐中攝心用念，因此入定，是故上向胸臆急痛。當寬放其心，想氣皆流下，患自瘥矣。若心寬病相者，覺心志散慢，身好逶迤，或口中涎流，或時闇晦。爾時應當斂身急念，令心住緣中，身體相持，以此為治。心有澀滑之相，推之可知。是為初入定調心方法。

夫入定本是從麤入細，是以身既為麤，息居其中，心最為細靜，調麤就細，令心安靜，此則入定初方便也。是名初入定時調二事也。

二，住坐中調三事者，行人當於一坐之時，隨時長短，十二時或經一時，或至二、三時，攝念用心，是中應須善識身、息、心三事調不調相。若坐時，向雖調身竟，其身或寬或急，或偏或曲，或低或昂，身不端直；覺已隨正，令其安隱，中無寬急，平直正住。

復次，一坐之中，身雖調和，而氣不調和，不調和相者。如上所說，或風或喘，或復氣息，身中脹滿，當用前法，隨而治之，每令息道綿綿，如有如無。次一坐中，身、息雖調，而心或浮、沉、寬、急不定。爾時若覺，當用前法，調令中適。此三事的無前後，隨不調者而調適之，令一坐之中，身、息及心三事，調適無相乖越，和融不二，此則能除宿患，防障不生，定道可剋。

三，出時調三事者：行人若坐禪將竟，欲出定時，應前放心異緣，開口放氣，想從百脈隨意而散，然後微微動身。次動肩膊及手、頭頸，次動二足，悉令柔軟。次以手遍摩諸毛孔，次摩手煖[19]，以揜[20]兩眼，然後開之。待身熱稍歇，方可隨意出入。若不爾者，坐或得住心，出既頓促，則細法未散，住在身中，令人頭痛、百骨節彊，猶如風勞，於後坐中煩躁不安。是故心欲出定，每須在意。此為出定調身、息、心方法。以從細出麤故，是名善入、住、出。如偈說：

進止有次第，麤細不相違，譬如善調馬，欲住而欲去。

19. 煖，通「暖」。
20. 揜，此意指掩蓋。

《法華經》云：「此大眾諸菩薩等，已於無量千萬億劫，為佛道故，勤行精進，善入住出無量百千萬億三昧，得大神通，久修梵行，善能次第習諸善法。」

方便行第五

夫修止觀，須具方便法門，有其五法：

一者，欲：欲離世間一切妄想顛倒，欲得一切諸禪智慧法門故。亦名為志，亦名為願，亦名為好，亦名為樂，是人志願好樂一切諸深法門故。故名為欲。如佛言：「一切善法，欲為其本。」

二者，精進：堅持禁戒，棄於五蓋，初夜、後夜，專精不廢，譬如鑽火未熱，終不休息。是名精進善道法。

三者，念：念世間為欺誑可賤，念禪定為尊重可貴。若得禪定，即能具足，發諸無漏智一切神通道力，成等正覺，廣度眾生，是為可貴。故名為念。

四者，巧慧：籌量世間樂、禪定智慧樂得失輕重。所以者何？世間之樂，樂少苦多，虛誑不實，是失是輕；禪定智慧之樂，無漏無為，寂然閑曠，永離生死，與苦長別，是得是重。如是分別，故名巧慧。

五者，一心分明：明見世間可患可惡，善識定慧功德可尊可貴，爾時應當一心決定修行止觀，心如金剛，天魔外道不能沮壞；設使空無所獲，終不回易。是名一心。譬如人行，先須知道通塞之相，然後決定一心涉路而進，故說巧慧、一心。經云：「非智不禪，非禪不智。」義在此也。

正修行第六

修止觀者有二種：一者於坐中修，二者歷緣對境修[21]。

一，於坐中修止觀者，於四威儀中亦乃皆得，然學道者坐為勝，故先約坐，以明止觀。略出五意不同：一對治初心麤亂修止觀。所謂行者初坐禪時心麤亂故，應當修止以除破之；止若不破，即志修觀，故云對破初心麤亂修止觀。

今明修止觀有二意：一者，修止：自有三種：一者繫緣[22]守境止，所謂繫心鼻端、臍間等處，令心不散，故經云：「繫心不放逸，亦如猿著鎖。」二者制心止，所謂隨心所起，即便制之，不令馳散，故經云：「此五根者，心為其主，是故汝等當好止心。」此二種皆是事相，不須分別。三者體真止，所謂隨心所念一切諸法，悉知從因緣生，無有自性，則心不取；若心不取，則妄念心息，故名為止。如經中說云：「一切諸法中，因緣空無主。息心達本源，故號為沙門。」

行者於初坐禪時，隨心所念一切諸法，念念不住，雖用如上體真止，而妄念不息，

21. 歷緣對境修，緣指行、住、坐、臥、作、言語等六種緣；境指色、聲、香、味、觸、法等六塵境。即於行、住等日常一切活動中及塵境，常修定（止）、慧（觀）方便，則必能通達一切佛法。
22. 繫緣，謂心廣於世間諸事物懸繫思索。

知念起。

當反觀所起之心；過去已滅，現在不住，未來未至，三際窮之，了不可得；不可得法，則無有心；若無有心，則一切法皆無。行者雖觀心不住、皆無所有，而非無剎那任運覺知念起。

又觀此心念，以內有六根[23]，外有六塵[24]，根塵相對，故有識生；根塵未對，識本無生。觀生如是，觀滅亦然，生滅名字，但是假立，生滅心滅，寂滅現前，了無所得，是所謂涅槃空寂之理，其心自止。《起信論》云：「若心馳散，即當攝來，住於正念。是正念者，當知唯心，無外境界；即復此心，亦無自相，念念不可得。」謂初心修學，未便得住，抑之令住，往往發狂。如學射法，久習方中矣。

二者，修觀有二種：一者對治[25]觀，如不淨觀對治貪欲，慈心觀對治瞋恚，界分別觀對治著我，數息觀對治多尋思等，此不分別也。二者正觀，觀諸法無相，並是因緣所生，因緣無性，即是實相；先了所觀之境，一切皆空，能觀之心自然不起。前後之文多談此理，請自詳之。如經偈中說：「諸法不牢固，常在於念中。已解見空者，一切無想念。」

二，對治心沉浮病修止觀：行者於坐禪時，其心闇塞，無記瞪瞢，或時多睡，爾時應當修觀照了。若於坐中，其心浮動，輕躁不安，爾時應當修止止之。是則略說對治心沉浮病修止觀相，但須善識藥病，相對用之，一一不得於對治有乖僻之失。

三，隨便宜修止觀：行者於坐禪時，雖為對治心沉故，修於觀照，而心不明淨，亦

23.六根，指六種感覺器官或認識能力，即眼根、耳根、鼻根、舌根、身根、意根。
24.六塵，指色塵、聲塵、香塵、味塵、觸塵、法塵等六境。
25.對治，以道斷除煩惱。

無法利，爾時當試修止止之；若於止時，即覺身心安靜，當知宜止，即應用止安心。若於坐禪時，雖為對治心浮動故修止，而心不住，亦無法利，當試修觀；若於觀中即覺心神明淨，寂然安隱，當知宜觀，即當用觀安心。是則略說隨便宜修止觀相。但須善約便宜修之，則心神安隱，煩惱患息，證諸法門也。

四，對治定中細心修止觀：所謂行者先用止觀對破麤亂，亂心既息，即得入定，定心細故，覺身空寂，受於快樂，或利便心發，能以細心取於偏邪之理。若不知定心止息虛誑，必生貪著；若生貪著，執以為實。若知虛誑不實，即愛、見二煩惱不起，是為修止。雖復修止，若心猶著愛、見，結業不息，爾時應當修觀，觀於定中細心。若不見定中細心，即不執著定見；若不執著定見，則愛、見煩惱悉皆摧滅，是名修觀。此則略說對治定中細心修止觀相，分別止觀方法並同於前，但以破定見微細之失為異也。

五，為均齊定慧修止觀：行者於坐禪中，因修止故，或因修觀而入禪定，雖得入定，而無觀慧，是為癡定[26]，不能斷結；或觀慧微少，即不能發起真慧，斷諸結使，發諸法門；爾時應當修觀破析，則定慧均等，能斷結使，證諸法門。行者於坐禪時，因修觀故，而心豁然開悟，智慧分明，而定心微少，心則動散，如風中燈，照物不了，不能出離生死，爾時應當復修於止，以修止故，則得定心，如密室中燈則能破暗，照物分明。是則略說均齊定慧二法修止觀也。

行者若能如是，於端身正坐之中，善用此五番修止觀意，取捨不失其宜，當知是人

26. 癡定，僅有禪定而無智慧。

善修佛法；能善修故，必於一生不空過也。

復次，第二，明歷緣對境修止觀者：端身常坐，乃為入道之勝要，而有累之身必涉事緣，若隨緣對境而不修習止觀，是則修心有間絕，結業觸處而起，豈得疾與佛法相應？若於一切時中，常修定慧方便，當知是人必能通達一切佛法。

云何名歷緣修止觀？所言緣者，謂六種緣：一行；二住；三坐；四臥；五作作；六言語。云何名對境修止觀？所言境者，謂六塵境：一眼對色；二耳對聲；三鼻對香；四舌對味；五身對觸；六意對法。行者約此十二事中修止觀，故名為歷緣對境修止觀也。

一，行者，若於行時，應作是念：我今為何等事欲行？為煩惱所使及不善、無記[27]事行，即不應行；若非煩惱所使，為善利益如法事，即應行。云何行中修止？若於行時，即知因於行故，則有一切煩惱善惡等法，了知行心及行中一切法皆不可得，則妄念心息，是名修止。云何行中修觀？應作是念：由心動身，故有進趣，名之為行。因此行故，則有一切煩惱善惡等法。即當反觀行心，不見相貌，當知行者及行中一切法畢竟空寂，是名修觀。

二，住者，若於住時，應作是念：我今為何等事欲住？若為諸煩惱及不善、無記事住，即不應住；若為善利益事，即應住。云何住中修止？若於住時，即知因於住故，則有一切煩惱善惡等法，了知住心及住中一切法皆不可得，則妄念心息，是名修止。云何住中修觀？應作是念：由心駐身，故名為住。因此住故，則有一切煩惱善惡等法。則當

27. 無記，一切法可分為善、不善、無記等三性，無記即非善非不善者，因其不能記為善或惡，故稱無記。

反觀住心，不見相貌，當知住者及住中一切法畢竟空寂，是名修觀。

三，坐者，若於坐時，應作是念：我今為何等事欲坐？若為諸煩惱及不善、無記事等，即不應坐；為善利益事，則應坐。云何坐中修止？若於坐時，則當了知因於坐故，則有一切煩惱善惡等法，而無一法可得，則妄念不生，是名修止。云何坐中修觀？應作是念：由心所念，疊腳安身，因此則有一切善惡等法，故名為坐。反觀坐心，不見相貌，當知坐者及坐中一切法畢竟空寂，是名修觀。

四，臥者，於臥時應作是念：我今為何等事欲臥？若為不善放逸等事，則不應臥；若為調和四大故臥，則應如師子王臥。云何臥中修止？若於寢息，則當了知因於臥故，則有一切善惡等法，而無一法可得，則妄念不起，是名修止。云何臥中修觀？應作是念：由於勞乏，即便昏闇，放縱六情，因此則有一切煩惱善惡等法。即當反觀臥心，不見相貌，當知臥者及臥中一切法畢竟空寂，是名修觀。

五，作者：若作時，應作是念：我今為何等事欲如此作？若為不善、無記等事，即不應作；若為善利益事，即應作。云何名作中修止？若於作時，即當了知因於作故，則有一切善惡等法，而無一法可得，則妄念不起，是名修止。云何名作時修觀？應作是念：由心運於身，手造作諸事，因此則有一切善惡等法，故名為作。反觀作心，不見相貌，當知作者及作中一切法畢竟空寂，是名修觀。

六，語者：若於語時，應作是念：我今為何等事欲語？若隨諸煩惱，為論說不善、無記等事而語，即不應語；若為善利益事，即應語。云何名語中修止？若於語時，即知因此語故，則有一切煩惱善惡等法，了知語心及語中一切煩惱，善不善法皆不可得，則妄念心息，是名修止。云何語中修觀？應作是念：由心覺觀，鼓動氣息，衝於咽喉、唇舌、齒顎，故出音聲語言，因此語故，則有一切善惡等法，故名為語。反觀語心，不見相貌，當知語者及語中一切法畢竟空寂，是名修觀。

如上六義修習止觀，隨時相應用之，一一皆有前五番修止觀意，如上所說。

次六根門中修止觀者：

一，眼見色時修止者，隨見色時，如水中月，無有定實。若見順情之色，不起貪愛；若見違情之色，不起瞋惱；若見非違非順之色，不起無明及諸亂想，是名修止。云何名眼見色時修觀？應作是念：隨有所見，即相空寂。所以者何？於彼根塵空明之中，各無所見，亦無分別；和合因緣，出生眼識，次生意識，即能分別種種諸色，因此則有一切煩惱善惡等法。即當反觀念色之心，不見相貌，當知見者及一切法畢竟空寂，是名修觀。

二，耳聞聲時修止者：隨所聞聲，即知聲如響相。若聞順情之聲，不起愛心；違情之聲，不起瞋心；非違非順之聲，不起分別心，是名修止。云何名聞聲中修觀？應作是念：隨所聞聲，空無所有，但從根塵和合，生於耳識，次意識生，強起分別，因此即有一切煩惱善惡等法，故名聞聲。反觀聞聲之心，不見相貌，當知聞者及一切法畢竟空寂，是名為觀。

三，鼻嗅香時修止者：隨所聞香，即知如焰不實。若聞順情之香，不起著心，違情之臭。不起瞋心；非違非順之香，不生亂念，是名修止。云何名聞香中修觀？應作是念：我今聞香，虛誑無實。所以者何？根塵合故，而生鼻識，次生意識，強取香相，因此則有一切煩惱善惡等法，故名聞香。反觀聞香之心，不見相貌，當知聞香及一切法畢竟空寂，是名修觀。

四，舌受味時修止者：隨所受味，即知如於夢幻中得味。若得順情美味，不起貪著；違情惡味，不起瞋心；非違非順之味，不起分別意想，是名修止。云何名舌受味時修觀？應作是念：今所受味，實不可得。所以者何？內外六味[28]，性無分別，因內舌根和合，則舌識生，次生意識，強取味相，因此則有一切煩惱善惡等法。反觀緣味之識，不見相貌，當知受味者及一切法畢竟空寂，是名修觀。

五，身受觸時修止者：隨所覺觸，即知如影幻化不實。若受順情樂觸，不起貪著；若受違情苦觸，不起瞋惱；受非違非順之觸，不起憶想分別，是名修止。云何身受觸時修觀？應作是念：輕、重、冷、煖、澀、滑等法，名之為觸。頭等六分[29]，名之為身。觸性虛假，身亦不實。和合因緣，即生身識，次生意識，憶想分別苦樂等相，故名受觸。反觀緣觸之心，不見相貌，當知受觸者及一切法畢竟空寂，是名修觀。

六，意知法中修止觀相：如初坐中已明，訖自上依六根修止觀相，隨所意用而用

28. 六味，指苦、醋、甘、辛、鹹、淡等六種味。
29. 六分，指頭、身、兩手和兩足。

之，一一具上五番之意，是中已廣分別，今不重辨。行者若能於行、住、坐、臥、見、聞、覺、知等一切處中修止觀者，當知是人真修摩訶衍[30]道。如《大品經》云：「佛告須菩提：若菩薩行時知行，坐時知坐，乃至服僧伽梨，視眴一心，出入禪定，當知是人名菩薩摩訶衍。復次：若人能如是，一切處中修行大乘，是人則於世間最勝最上，無與等者。」《釋論》偈中說：

閑坐林樹間，寂然滅諸惡，憺怕[31]得一心，斯樂非天樂。
人求世間利，名衣好床褥，斯樂非安隱，求利無厭足。
衲衣在空閑，動止心常一，自以智慧明，觀諸法實相。
種種諸法中，皆以等觀入，解慧心寂然，三界無倫匹。

善根發第七

行者若能如是，從假入空觀中，善修止觀者，則於坐中身心明淨，爾時當有種種善根開發，應須識知。今略明善根發相，有二種不同：

一，外善根發相：所謂布施、持戒、孝順父母尊長、供養三寶及諸聽學等善根開發。此是外事，若非正修，與魔境相濫，今不分別。

二，內善根發相：所謂諸禪定法門善根開發，有三種意：第一，明善根發相，有五

30. 摩訶衍，指大乘之教法。
31. 擔怕，同「澹泊」。

種不同：

一，息道善根發相：行者善修止觀故，身心調適，妄念止息，因是自覺其心漸漸入定，發於欲界[32]及未到地等定，身心泯然空寂，定心安隱，於此定中都不見有身心相貌。於後或經一坐二坐，乃至一日二日，一月二月，將息不得，不退不失，即於定中忽覺身心運動，八觸而發者，所謂覺身痛、痒[33]、冷、煖、輕、重、澀、滑等。當觸發時，身心安定，虛微悅豫，快樂清淨，不可為喻，是為知息道根本禪定善根發相。行者或於欲界未到地中，忽然覺息出入長短，遍身毛孔皆悉虛疏，即以心眼見身內三十六物，猶如開倉見諸麻、豆等，心大驚喜，寂靜安快，是為隨息特勝善根發相。

二，不淨觀善根發相：行者若於欲界未到地定，於此定中身心虛寂，忽然見他男女身死，死已膖脹爛壞、蟲膿流出，見白骨狼藉，其心悲喜，厭患所愛，此為九想善根發相。或於靜定之中，忽然見內身不淨，外身膖脹狼藉，自身白骨從頭至足，節節相拄。見是事已，定心安隱，驚悟無常，厭患五欲，不著我人，此是背捨善根發相。或於定心中，見於內身及外身、一切飛禽走獸、衣服飲食、屋舍山林，皆悉不淨，此為大不淨善根發相。

三，慈心善根發相：行者因修止觀故，若得欲界未到地定，於此定中，忽然發心慈念眾生，或緣親人得樂之相，即發深定，內心悅樂清淨，不可為喻；中人[34]、怨人，乃至十方五道眾生，亦復如是。從禪定起，其心悅樂，隨所見人，顏色常和，是為慈心善

32. 欲界，指有情生存狀態之一種，又指此有情所住之世界。此世界之有情以有食欲、淫欲、睡眠欲等，故稱欲界。

33. 痒，通「癢」。

34. 中人，指介於親人和怨人（仇人）之間，不親不怨的人。

根發相。悲喜捨心發相類此可知也。

四，因緣觀善根發相：行者因修止觀故，若得欲界、未到地，身心靜定，忽然覺悟心生，推尋三世無明[35]、行等諸因緣中，不見人我，即離斷常，破諸執見，得定安隱，解慧開發，心生法喜，不念世間之事；乃至五陰[36]、十二處[37]、十八界[38]中，分別亦如是。是為因緣觀善根發相。

五，念佛善根發相：行者因修止觀故，若得欲界未到地定，身心空寂，忽然憶念諸佛功德相好，不可思議；所有十力[39]、無畏[40]、不共[41]、三昧[42]、解脫等法，不可思議；神通變化，無礙說法，廣利眾生，不可思議；如是等無量功德，不可思議。作是念時，即發愛敬心生，三昧開發，身心快樂，清淨安隱，無諸惡相。從禪定起，身體輕利，自覺功德巍巍，人所愛敬。是為念佛三昧善根發相。

復次，行者因修止觀故，若得身心澄淨，或發無常、苦、空、無我、不淨、世間可厭，食不淨相、死離盡想；念佛、法、僧、戒、捨、天，念處、正勤、如意、根、力、覺、道、空、無相、無作，六度諸波羅蜜、神通變化等一切法門發相，是中應廣分別。故經云：「制心一處，無事不辦。」

二分別真偽者，有二：

一者，辨邪偽禪發相：行者若發如上諸禪時，隨因所發之法，或身搔動，或時身重如物鎮壓，或時身輕欲飛，或時如縛，或時逶迤垂熟，或時煎寒，或時壯熱，或見種種

35. 無明，指煩惱。
36. 五陰，即色、受、想、行、識等五陰之法。
37. 十二處，指眼、耳、鼻、舌、身、意、色、聲、香、味、觸、法。
38. 十八界，即眼、耳、鼻、舌、身、意等六根，及其所對色、聲、香、味、觸、法等六境，再加上六識，合為十八種。
39. 十力，即十種智力。
40. 無畏，指諸法現等覺無畏、一切漏盡無畏、障法不虛決定授記無畏、為證一切具足出道如性無畏。
41. 不共，獨特之法。
42. 三昧，將心定於一處（或一境）的一種安定狀態。

諸異境界，或時其心闇蔽，或時起諸惡覺，或時念外散亂諸雜善事，或時歡喜躁動，或時憂愁悲思，或時惡觸，身毛驚豎，或時大樂昏醉，如是種種邪法，與禪俱發，名為邪偽。

此之邪定，若人愛著，即與九十五種鬼神法相應，多好失心顛狂。或時諸鬼神等知人念著其法，即加勢力，令發諸邪定、邪智，辯才神通惑動世人，凡愚見者，謂得道果，皆悉信伏。而其內心顛倒，專行鬼法惑亂世間。是人命終，永不值佛，還墮鬼神道中。若坐時多行惡法，即墮地獄。行者修止觀時，若證如是等神，有此諸邪偽相，當即欲之。云何卻之？若知虛誑，正心不受不著，即當謝滅。應用正觀破之，即當滅矣。

二者，辨真正禪發相：行者若於坐中發諸禪時，無有如上所說諸邪法等，隨一一禪發時，即覺與定相應，空明清淨，內心喜悅，憺然快樂，無有覆蓋；善心開發，信敬增長，智鑒分明，身心柔軟，微妙虛寂，厭患世間，無為無欲，出入自在，是為正禪發相。譬如與惡人共事，恒相觸惱，若與善人共事，久見其美；分別邪、正二種禪發之相，亦復如是。

三，明用止觀長養諸善根者；若於坐中，諸善根發時，應用止、觀二法修令增進。若宜用止，則以止修之；若宜用觀，則以觀修之；具如前說，略示大意矣。

覺知魔事第八

梵音魔羅，秦言殺者。奪行人功德之財，殺行人智慧之命，是故名之為惡魔事者。如佛以功德智慧、度脫眾生入涅槃為事；魔常以破壞眾生善根、令流轉生死為事。若能安心正道，是故道高方知魔盛，仍須善識魔事，但有四種：一煩惱魔；二陰入界魔；三死魔；四鬼神魔。三種皆是世間之常事，及隨人自心所生，當須自心正除遣之，今不分別。鬼神魔相，此事須知，今當略說。鬼神魔有三種：

一者，精魅：十二時獸變化作種種形色，或作少女、老宿之形，乃至可畏身等非一，惱惑行人。此諸精魅欲惱行人，各當其時而來，善須別識；若於寅時來者，必是虎獸等；若於卯時來者，必是兔鹿等；若於辰時來者，必是龍鱉等；若於巳時來者，必是蛇蟒等；若於午時來者，必是馬驢駝等；若於未時來者，必是羊等；若於申時來者，必是猿猴等；若於酉時來者，必是雞烏等；若於戌時來者，必是狗狼等；若於亥時來者，必是豬等；子時來者，必是鼠等；丑時來者，必是牛等。行者若見常用此時來，即知其獸精，說其名字訶責，即當謝滅。

二者，堆剔鬼：亦作種種惱觸行人，或如蟲蝎，緣人頭面，鑽刺熠熠，或擊櫪人兩腋下，或乍抱持於人，或言說音聲喧鬧，及作諸獸之形，異相非一，來惱行人。應即覺知，一心閉目，陰而罵之，作是言：「我今識汝，汝是閻浮提中食火臭香、偷臘吉支，邪見喜破戒種，我今持戒，終不畏汝！」若出家人，應誦戒本[43]；若在家人，應誦三歸五戒等，鬼便卻行匍匐而去。如是若作種種留難惱人相貌，及餘斷除之法，並如禪經中廣說。

三者，魔惱：是魔多化作三種五塵境界相，來破善心：一作違情事，則可畏五塵，令人恐懼；二作順情事，則可愛五塵，令人心著；三非違非順事，則平等五塵，動亂行者。是故魔名殺者，亦名華箭，亦名五箭，射人五情，故名色中作種種境界，惑亂行人。

作順情境者，或作父母、兄弟、諸佛形像、端正男女可愛之境，令人心著。作違情境界者，或作虎狼、師子、羅剎之形，種種可畏之像來怖行人。作非違非順境者，則平常之事，動亂人心，令失禪定，故名為魔；或作種種好惡之音聲，作種種香臭之氣，作種種好惡之味，作種種苦樂境界來觸人身，皆是魔事，其相眾多，今不具說。舉要言之，若作種種五塵惱亂於人，令失善法，起諸煩惱，皆是魔軍，以能破壞平等佛法，令起貪欲、憂愁、瞋恚、睡眠等諸障道法，如經偈中說：

欲是汝初軍，憂愁為第二，飢渴第三軍，渴愛為第四，
睡眠第五軍，怖畏為第六，疑悔第七軍，瞋恚為第八，
利養虛稱九，自高慢人十，如是等眾軍，壓沒出家人。
我以禪智力，破汝此諸軍，得成佛道已，度脫一切人。

43. 戒本，彙集比丘、比丘尼所受持的禁戒條目之書。

行者既覺知魔事，即當卻之。卻法有二：一者，修止卻之：凡見一切外諸惡魔境，悉知虛誑，不憂不怖，亦不取不捨，妄計分別，息心寂然，彼自當滅；二者修觀卻之：若見如上所說種種魔境，用止不去，即當反觀能見之心，不見處所，彼何所惱？如是觀時，尋當滅謝。

若遲遲不去，但當正心，勿生懼想，不惜軀命，正念不動，知魔界如即佛界如，若魔界如、佛界如，一如無二如；如是了知，則魔界無所捨，佛界無所取，佛法自當現前，魔境自然消滅。

復次，若見魔境不謝，不須生憂；若見滅謝，亦勿生喜。所以者何？未曾見有人坐禪，見魔化作虎狼來食人，亦未曾見魔化作男女來為夫婦。當其幻化，愚人不了，心生驚怖，及起貪著，因是心亂，失定發狂，自致其患，皆是行人無智受患，非魔所為。

若諸魔境惱亂行人，或經年月不去，但當端心，正念堅固，不惜身命，莫懷憂懼，當誦大乘方等諸經、治魔咒，默念誦之，存念三寶。若出禪定，亦當誦咒自防、懺悔慚愧，及誦波羅提木叉[44]，邪不干正，久久自滅。

魔事眾多，說不可盡，善須識之。是故初心行人必須親近善知識。為有如此等難事，是魔入人心，能令行者心神狂亂，或喜或憂，因是成患致死；或時令得諸邪禪定智慧、神通陀羅尼，說法教化，人皆信伏，後即壞人出世善事及破壞正法。如是等諸異非一，說不可盡，今略示其要，為令行人於坐禪中，不妄受諸境界。取要言之：若欲遣邪

44. 波羅提木叉，指七眾防止身口七支等過，遠離諸煩惱惑業而得解脫所受持之戒律。

歸正，當觀諸法實相，善修止觀，無邪不破。故《釋論》云：「除諸法實相，其餘一切皆是魔事。」如偈中說：

若分別憶想，即是魔羅網；不動不分別，是則為法印。

治病第九

行者安心修道，或四大有病；因今用觀，心息鼓擊，發動本病；或時不能善調適身、心、息三事，內外有所違犯，故有病患。夫坐禪之法，若能善用心者，則四百四病自然除瘥；若用心失所，則四百四病因之發生。是故若自行化他，應當善識病源，善知坐中內心治病方法。一旦動病，非唯行道有障，則大命慮失。

今明治病法，中有二意：一明病發相；二明治病方法。

一，明病發相者；病發雖復多途，略出不過二種：

一者，四大增損病相：若地大增者，則腫結沉重，身體枯瘠，如是等百一患生。若水大增者，則痰陰脹滿，食飲不消，腹痛下痢等，百一患生；若火大增者，即煎寒壯熱，支節皆痛，口氣、大小便痢不通等，百一患生；若風大增者，則身體虛懸，戰掉疼痛，肺悶脹急，嘔逆氣急，如是等百一患生。故經云：「一大不調，百一病起；四大不調，四百四病，一時俱動」。四大病發，各有相貌，當於坐時及夢中察之。

二者，五藏生患之相：從心生患者，身體寒熱及頭痛、口燥等，心主口故。從肺生患者，身體脹滿，四肢煩疼，心悶、鼻塞等，肺主鼻故。從肝生患者，多無喜心，憂愁不樂，悲思瞋恚，頭痛、眼闇、昏悶等，肝主眼故。從脾生患者，身體面上遊風，遍身㿇痒、疼痛，飲食失味等，脾主舌故。從腎生患者，咽喉噎塞，腹脹、耳聾等，腎主耳故。五藏生病眾多，各有其相，當於坐時及夢中察之可知。

如是四大五藏，病患因起非一，病相眾多，不可具說，行者若欲修止觀法門，脫有患生，應當善知因起。此二種病通因內外發動，若外傷寒冷風熱，飲食不消，而病從二處發者，當知因外發動；若由用心不調，觀行違僻，或因定法發時，不知取與，而致此二處患生，此因內發病相。

復次：有三種得病因緣不同：一者四大五藏增損得病，如前說。二者鬼神所作得病。三者業報[45]得病。如是等病，初得即治，甚易得瘥；若輕久則病成，身羸病結，治之難癒。

二明治病方法者，既深知病源起發，當作方法治之。治病之法，乃有多途，舉要言之，不出止觀二種方便。

云何用止治病相？

有師言：但安心止在病處，即能治病。所以者何？心是一期果報之主，譬如王有所至處，群賊迸散。

45. 業報，善惡業因的苦樂果報。

次有師言：臍下一寸名憂陀那，此云丹田，若能止心守此不散，經久即多有所治。

有師言：常止心足下，莫問行、住、寢、臥，即能治病。所以者何？人以四大不調，故多諸疾患，此由心識上緣，故令四大不調。若安心在下，四大自然調適，眾病除矣。

有師言：但知諸法空無所有，不取病相，寂然止住，多有所治。所以者何？由心憶想，鼓作四大，故有病生；息心和悅，眾病即瘥。故《淨名經》云：「何為病本？所謂攀緣。云何斷攀緣？謂心無所得。」如是種種說，用止治病之相非一，故知善修止法，能治眾病。

次明觀治病者：有師言：但觀心想，用六種氣治病者，即是觀能治病。何等六種氣？一吹；二呼；三嘻；四呵；五噓；六呬。此六種息，皆於唇口之中，想心方便，轉側而作，綿微而用。頌曰：

心配屬呵腎屬吹，脾呼肺呬聖皆知。肝藏熱來噓字至，三焦壅處但言嘻。

有師言：若能善用觀想，運作十二種息，能治眾患：一上息；二下息；三滿息；四焦息；五增長息；六滅壞息；七煖息；八冷息；九衝息；十持息；十一和息；十二補息。此十二息皆從觀想心生。今略明十二息對治之相：上息，治沉重；下息，治虛懸；滿息，治枯瘠；焦息，治腫滿；增長息，治羸損；滅壞息，治增盛；煖息，治冷；冷息，治熱；衝息，治壅塞不通；持息，治戰動；和息，通治四大不和；補息，資補四大衰。善用此息，可以遍治眾患，推之可知。

有師言：善用假想觀，能治眾病，如人患冷，想身中火氣起，即能治冷。此如《雜阿含經》治病祕法七十二種法中廣說。

有師言：但用止觀檢析身中四大病不可得，心中病不可得，眾病自瘥。

如是等種種說，用觀治病，應用不同，善得其意，皆能治病。

當知止觀二法，若人善得其意，則無病不治也。但今時人根機淺鈍，作此觀想多不成就，世不流傳。又不得於此更學氣術、休糧，恐生異見。金石草木之藥，與病相應，亦可服餌。若是鬼病，當用彊心加咒，以助治之。若是業報病，要須修福懺悔，患則消滅。此一種治病之法，若行人善得一意，即可自行兼他，況復具足通達！若都不知，則病生無治，非唯廢修正法，亦恐性命有虞，豈可自行教人！是故欲修止觀之者，必須善解內心治病方法。其法非一，得意在人，豈可傳於文耳？

復次，用心坐中治病，仍須更兼具十法，無不有益。十法者：一信；二用；三勤；四常住緣中；五別病因法；六方便；七久行；八知取捨；九持護；十識遮障。

云何為信？謂信此法必能治病。何為用？謂隨時常用。何為勤？謂用之專精不息，取得差為度。何為住緣中？謂細心念念依法而不異緣。何為別病因起？如上所說。何為方便？謂吐納、運心、緣想善巧成就，不失其宜。何為久行？謂若用之未即有益，不計日月，常習不廢。何為知取捨？謂知益即勤，有損即捨之，微細轉心調治。何為持護？

謂善識異緣觸犯。何為遮障？謂得益不向外說，未損不生疑謗。若依此十法所治，必定有效不虛者也。

證果第十

若行者如是修止觀時，能了知一切諸法皆由心生，因緣虛假不實故空，以知空故，即不得一切諸法名字相，則體真止也。爾時上不見佛果可求，下不見眾生可度，是名從假入空觀，亦名二諦觀[46]，亦名慧眼，亦名一切智。

若住此觀，即墮聲聞、辟支佛地。故經云：「諸聲聞眾等自歎言：我等若聞，淨佛國土，教化眾生，心不喜樂。所以者何？一切諸法，皆悉空寂，無生無滅，無大無小，無漏無為。如是思惟，不生喜樂。」當知若見無為入正位者，其人終不能發三菩提心，此即定力多故，不見佛性。

若菩薩為一切眾生，成就一切佛法，不應取著無為而自寂滅，爾時應修從空入假觀，則當諦觀心性雖空，緣對之時，亦能出生一切諸法，猶如幻化，雖無定實，亦有見、聞、覺、知等相，差別不同。行者如是觀時，雖知一切諸法畢竟空寂，能於空中修種種行，如空中種樹，亦能分別眾生諸根。性欲無量故，則說法無量。若能成就無礙辯才，則能利益六道[47]眾生。是名方便隨緣止，乃是從空入假觀，亦名平等觀，亦名法

46. 二諦觀，天台家三觀中空觀之異名。以空觀成就，不但成就空諦，且以俗諦歷然顯現，故稱為二諦觀。
47. 六道，指獄道、餓鬼道、畜生道、修羅道、人間道、天道。

眼，亦名道種智。住此觀中，智慧力多故，雖見佛性而不明了。

菩薩雖復成就此二種觀，是名方便觀門，非正觀也。故經云：「前二觀為方便道。因是二空觀，得入中道第一義觀，雙照二諦，心心寂滅，自然流入薩婆若海。」若菩薩欲於一念中具足一切佛法，應修息二邊分別止，行於中道正觀。

云何修正觀？若體知心性非真非假，息緣真假之心，名之為正。諦觀心性非空非假，而不壞空假之法，若能如是照了，則於心性通達中道、圓照二諦。若能於自心見中道二諦，則見一切諸法中道二諦，亦不取中道二諦，以決定性不可得故。是名中道正觀。如《中論》偈中說：「因緣所生法，我說即是空，亦名為假名，亦名中道義。」

深尋此偈意，非惟具足分別中觀之相，亦是兼明前二種方便觀門旨趣。當知中道正觀則是佛眼、一切種智。

若住此觀，則定、慧力等，了了見佛性，安住大乘，行步平正，其疾如風，自然流入薩婆若海。行如來行，入如來堂，著如來衣，坐如來座，則以如來莊嚴而自莊嚴，獲得六根清淨，入佛境界；於一切法無所染著，一切佛法皆現在前，成就念佛三昧。安住首楞嚴定，則是普現色身三昧，普入十方佛土，教化眾生，嚴淨一切佛剎，供養十方諸佛，受持一切諸佛法藏，具足一切諸行波羅蜜，悟入大菩薩位，則與普賢、文殊為其等侶。常住法性身中，則為諸佛稱歎授記，則是莊嚴兜率陀天，示現降神母胎，出家，詣道場，降魔怨，成正覺，轉法輪，入涅槃。於十方國土究竟一切佛事，具足真、應二身，則是初發心菩薩也。

《華嚴經》中：初發心時便成正覺，了達諸法真實之性，所有慧身，不由他悟。」亦云：「初發心菩薩，得如來一身作無量身。」亦云：「初發心菩薩即是佛。」《涅槃經》云：「發心畢竟二不別，如是二心前心難。」《大品經》云：「須菩提，有菩薩摩訶薩，從初發心即坐道場，轉正法輪。當知則是菩薩為如佛也。」《法華經》中，龍女所獻珠[48]為證。

如是等經，皆明初心具足一切佛法，即是《大品經》中阿字門，即是《法華經》中為令眾生開佛知見，即是《涅槃經》中見佛性故，住大涅槃。

已略說初心菩薩因修止觀證果之相，次明後心證果之相。後心所證境界則不可知，今推教所明，終不離止觀二法。所以者何？如《法華經》云：「殷勤稱歎諸佛智慧。」則觀義，此即約觀以明果也。《涅槃經》廣辯百句解脫，以釋大涅槃者，涅槃則止義，是約止以明果也，故云：「大般涅槃，名常寂定。」定者即是止義。《法華經》中雖約觀明果，則攝於止，故云：「乃至究竟涅槃，常寂滅相，終歸於空。」《涅槃》中雖約止明果，則攝於觀，故以三德為大涅槃。此二大經雖復文言出沒不同，莫不皆約止觀二門，辨其究竟，並據定、慧二法，以明極果。

行者當知初、中、後果，皆不可思議。故新譯《金光明經》云：「前際如來不可思議，中際如來種種莊嚴，後際如來常無破壞。」皆約修止觀二心，以辨其困故。《般舟

48. 龍女獻珠，《法華經卷四．提婆達多品》載，龍女有一寶珠，價值三千大千世界，持以供佛，佛即納受。龍女謂智積菩薩與尊者舍利弗言：「我獻寶珠，世尊納受，是事疾不？」答曰：「甚疾。」龍女言：「以汝神力觀我成佛，復速於此。」

三昧經》中偈云：「諸佛從心得解脫，心者清淨名無垢，五道鮮潔不受色，有學此者成大道。」

誓願所行者，須除三障五蓋，如或不除，雖勤用功，終無所益。

附錄二　六妙法門

隋・智顗大師

六妙門者，蓋是內行之根本，三乘得道之要逕。故釋迦初詣道樹，跏趺坐草，內思安般，一數、二隨、三止、四觀、五還、六淨，因此萬行開發，降魔成道。當知佛為物軌，示跡若斯，三乘正士，豈不同遊此路？

所言六者，即是數法，約數明禪，故言六也。如佛或約一數辯禪，所謂一行三昧[49]；或約二數，謂一止[50]、二觀[51]；或約三數，謂三三昧；或約四數，所謂四禪[52]；或約五數，謂五門禪[53]；或約六數，謂六妙門；或約七數，謂七依定；或約八數，謂八背捨；或約九數，謂九次第定[54]；或約十數，謂十禪支；如是等，乃至百千萬億阿僧只不可說諸三昧門，悉是約數說諸禪也。雖數有多少，窮其法相，莫不悉相收攝，以眾生機悟不同故，有增減之數，分別利物。今言六者，即是約數法而標章也。

妙者，其意乃多，若論正意，即是滅諦[55]涅槃，故滅四行中，言滅止妙離。涅槃非斷非常，有而難契，無而易得，故言妙也。

法能通，故名為門。門雖有六，會妙不殊。故經言：「泥洹真法寶，眾生從種種門入。」此則通釋六妙門之大意也。六妙門大意有十：

49. 一行三昧，指心專於一行而修習之正定。
50. 止，禪定，即止息一切想念與思慮，而心歸於專注一境之狀態。
51. 觀，以智慧專心觀想佛或法等特定對象，而致力於證悟。
52. 四禪，指用以治惑、生諸功德之四種根本禪定。
53. 五門禪，指不淨觀、慈悲觀、因緣觀、界分別觀、數息觀。用法中以念佛觀取代界分別觀，稱為五門禪。
54. 九次第定，意為次第無間所修之九種定。又稱無間禪或鍊禪。
55. 滅諦，滅，滅盡、息滅之義；諦，審實不虛之義。指人類若能滅息苦之根本，就可從相續不斷之苦中獲得解脫與自由。

第一、歷別對諸禪六妙門

即為六意：

一者依數為妙門：行者因數息故，即能出生四禪、四無量心[56]、四無色定[57]。若於最後非非想定，能覺知非是涅槃，是人必定得三乘道。何以故？此定陰、界、入，和合故有，虛誑不實，雖無麤煩惱，而亦成就十種細煩惱，知已破折，不住不著，心得解

56. 四無量心，即佛菩薩為普度無量眾生，令離苦得樂，所應具有之四種精神。
57. 四無色定，對治色法之繫縛，滅除一切對外境之感受與思想的修行，及藉此修行所達到的清淨無染、虛空靜寂之精神境界。

脫，即證三乘涅槃故。此義如須跋陀羅，佛教斷非非想處惑，即便獲得阿羅漢果。數為妙門，意在於此也。

二者隨為妙門者：行者因隨息故，即能出生十六特勝[58]。所謂一知息入，二知息出，三知息長短，四知息遍身，五除諸身行，六心爰喜，七心受樂，八受諸心行，九心作喜，十心作攝，十一心作解脫，十二觀無常，十三觀出散，十四觀離欲，十五觀滅，十六觀棄捨。云何觀棄捨？此觀破非想處惑。所以者何？凡夫修非想時，觀有常處如癰、如瘡，觀無想處如癡也。第一妙定，名曰：「非想」，作是念已，即棄捨有想、無想，名「非有想非無想」，故知非想即是兩捨之義。今佛弟子觀行破折，義如前說。是故深觀棄捨，不著非想，能得涅槃。隨為妙門，意在此也。

三者止為妙門者：行者因止心故，即便次第發五輪禪。一者地輪三昧，即未到地。二者水輪三昧，即是種種諸禪定善根發也。三者虛空輪三昧，即五方便人，覺因緣無性如虛空。四者金沙輪三昧，即是見思解脫，無著正慧，如金沙也。五者金剛輪三昧，即是第九無礙道，能斷三界結使，永盡無餘，證盡智、無生智、入涅槃。止為妙門，意在此也。

四者觀為妙門者：行者因修觀故，即能出生九想、八念、十想、八背捨、八勝處、十一切處、九次第定、師子奮迅三昧、超越三昧、練禪、十四變化心、三明、六通及八解脫，得滅受想，即入涅槃。觀為妙門，意在此也。

58. 十六特勝，即十六種呼吸的方法。

五者還為妙門者：行者若用慧行，善巧破折，反本還源，是時即更出生空無想無作、三十七品、四諦、十二因緣、中道正觀，因此得入涅槃。還為妙門，意在此也。

六者淨為妙門者：行者若能體識一切諸法本性清淨，即便獲得自性禪也。得此禪故，二乘之人，定證涅槃。若是菩薩，入鐵輪位，具十信心，修行不止，即便出生九種大禪。所謂：自性禪、一切禪、難禪、一切門禪、善人禪、一切行禪、除惱禪、此世他世樂禪、清淨禪。菩薩依是禪故，得大菩提果！已得、今得、當得。淨為妙門，意在此也。

第二、次第相生六妙門

次第相生，入道之階梯也。若於欲界中，巧行六法，第六淨心成就，即發三乘無漏，況復具足諸禪三昧！此即與前有異，所以者何？如數有二種：一者修數，二者證數。修數者：行者調和氣息，不澀不滑，安詳徐數，從一至十，攝心在數，不令馳散，是名修數。

證數者：覺心任運[59]，從一至十，不加功力，心住息緣，覺息虛微，心相漸細，患數為麤，意不欲數。爾時，行者應當放數修隨。

隨亦有二：一者修隨，二者證隨。修隨者：捨前數法，一心依隨息之出入。攝心緣

59. 覺心任運，指用功將心專注下來。

息，知息入出，心住息緣，無分散意，是名修隨。

證隨者：心既微細，安靜不亂，覺息長短，遍身入出，心息任運相依，意慮恬然凝靜，覺隨為麤，心厭欲捨，如人疲極欲眠，不樂眾務。爾時，行者應當捨隨修止。

止亦有二：一者修止，二者證止。修止者：息諸緣慮，不念數、隨，凝寂其心，是名修止。

證止者：覺身心泯然入定，不見內外相貌，定法持心，任運不動。行者！是時即作是念：今此三昧，雖復無為寂靜，安隱快樂而無慧方便，不能破壞生死！復作是念：今此定者，皆屬因緣，陰、界、入法，和合而有，虛誑不實，我今不見不覺，應須照了。作是念已，即不著止，起觀分別。

觀亦有二：一者修觀，二者證觀。修觀者：於定心中，以慧分別。觀於微細出入息相，如空中風；皮肉筋骨，三十六物，如芭蕉不實；心識無常，剎那不住，無有我人，身受心法，皆無自性，不得人法，定何所依？是名修觀。

證觀者：如是觀時，覺息出入遍諸毛孔，心眼開明，徹見三十六物，及諸虫戶，內外不淨，剎那變易，心生悲喜，得四念處[60]，破四顛倒[61]，是名證觀。觀相既發，心緣觀境，分別破折，覺念流動，非真實道，爾時應當捨觀修還。

還亦有二：一者修還，二者證還。修還者：既知觀從心生，若從折境，此即不會本源。應當反觀觀心：此觀心者，從何而生？為從觀心生？為從非觀心生？若從觀心生，

60. 四念處，指觀身不淨、觀受是苦、觀心無常、觀法無我。
61. 四顛倒，指四種顛倒妄見。

即已有觀，今實不爾，所以者何？數、隨、止等三法中，未有即觀故。若從不觀心生，不觀心為滅生，為不滅生？若不滅生，即二心並，若滅法生，滅法已謝，不能生觀。若言：亦滅亦不滅生，乃至非滅非不滅生，皆不可得。當知觀心本自不生，不生故不有，不有故即空，空故無觀心。若無觀心，豈有觀境？境智雙亡，還源之要也。是名修還相。

證還相者，心慧開發，不加功力，任運自能破折，反本還源，是名證還。行者當知：若離境智，欲歸無境智，不離境智縛，以隨二邊故，爾時當捨還門，安心淨道。

淨亦有二：一者修淨，二者證淨。修淨者：知色淨故，不起妄想分別，受想行識，亦復如是！息妄想垢，是名修淨。息分別垢，是名修淨。息取我垢，是名修淨。舉要言之：若能心如本淨，是名修淨。亦不得能修、所修及淨、不淨，是名修淨。

證淨者：如是修時，豁然心慧相應，無礙方便，任運開發，三昧正受，心無依恃。證淨有二：一者相似證，五方便相似無漏道慧發。二者真實證，苦法忍乃至第九無礙道等，真無漏慧發也，三界垢盡，故名證淨。

復次：觀眾生空故名為觀，觀實法空故名為還，觀平等空故名為淨。復次：空三昧相應故名為觀，無相三昧相應故名為還，無作三昧相應故名為淨。復次：一切外觀名為觀，一切內觀名為還，一切非內非外觀名為淨。故先尼梵志言：非內觀故得是智慧，非外觀故得是智慧，非內外觀故得是智慧，亦不無觀故得是智慧也。

第三、隨便宜六妙門

夫行者欲得深禪定智慧，乃至實相涅槃，初學安心，必須善巧。云何善巧？當於六妙門法，悉知悉覺，調伏其心，隨心所便，可以常用。所以者何？若心不便，修治即無益！

是故初坐時，當識調心學數，次當學隨，復當學心（止）、觀、還等，各各經數日。學已，復更從數、隨，乃至還、淨，安心修習，復各經數日。如是數反，行者即應自知心所便宜。若心便數，當以數法安心，乃至淨亦如是；隨便而用，不簡次第。如是安心時，若覺身安息調，心靜開明，始終安固，當專用此法，必有深利。若有妨心，心散暗塞，當更隨便轉用餘門，安即為善，可以長軌，是則略明初學善巧安心六妙門。是知便宜用心大意。

復次：行者心若安穩，必有所證！云何為證？所謂得持身及麤住、細住，欲界未到地、初禪等種種諸禪定。得諸定已，若心住不進，當隨定深淺，修六妙門開發。云何名淺定不進，修六門令進？如行者初得持身法，及麤、細住法，經於日月而不增進，爾時應當細心修數；數若不進，復當修隨；隨若不進，當細凝心修止；止若不進，當定中觀陰、入、界法；觀若不進，當還，更反檢心源；還若不進，當寂然體淨。用此六法，若偏於一法增進時，當即善修之。既漸進入深禪定，便過數境。數相既謝，進發隨禪。

於此定中，若不境進，當善隨修、止、觀、還、淨等五法。定進漸深，隨境已度。若發止禪，禪若不進，當善修之及觀、還、淨等四法。止定進漸深，觀心開發。雖有止法，知從緣生，無有自性，止相已謝。若觀禪不進，當更善巧修觀及還、淨等三法。觀禪既進，進已若謝，轉入深定，慧解開發；唯覺自心所有法相，知觀虛誑不實，亦有妄情，如夢中所見，知已不受，還反照心源。還禪經久，又不進，當復更善反觀心源，及體淨當寂；還禪既進，進已若謝，便發淨禪。此禪念相觀已除，言語法皆滅，無量眾罪除，清淨心常一，是名淨禪。淨若不進，當善卻垢心，體真寂虛，心如虛空，無所依倚。爾時，淨禪漸深寂，豁然明朗，發真無漏，證三乘道。此則略說六妙門隨便宜而用，增長諸禪功德、智慧，乃至入涅槃也。

復次：行者於其中間，若有內、外障起，欲除卻者，亦當於六門中，隨取一法，一一試用卻之。若得瘥者，即為藥也。治禪障及禪中魔事[62]病患，功用六門，悉得瘥也。上來所說，其意難見，行者若用此法門，當善思推（惟）取意，勿妄行也。

第四、對治六妙門

三乘[63]行者，修道會真，悉是除障顯理，無所造作。所以者何？二乘[64]之人，四住惑除，名得聖果，更無別法。菩薩大士，破塵沙無明，障盡故，菩提理顯，亦不異修。

62. 魔事，即障礙修行、偏離正道之思想行為。
63. 三乘，即三種交通工具，比喻運載眾生渡越生死到涅槃彼岸之三種法門。
64. 二乘，運載眾生渡生死海之法，有二種之別，故稱二乘。

此而惟（推）之，若能巧用六門對治，破內、外障，即是修道，即是得道，更無別道。云何功用六門對治？行者應當知病識藥。云何知病？所謂三障：一者報障，即是今世不善，麤動散亂，障界入也。二者煩惱障：即三毒、十使等諸煩惱也。三者業障：即是過去，現在所起障道惡業，於未受報中間，能障聖道也。

行者於坐禪中，此三障發，當善識其相，用此法門對治除滅。云何坐中知報障起相？云何對治等？分別覺觀心[65]，散動、攀緣[66]諸境，無暫停住故，名報障起。浮動明利，攀緣諸境，心散縱橫，如猿猴得樹，難可制錄。爾時，行者應用數門，調心數息，當知即真對治也。故佛言：「覺觀多者，教令數息。」二者：於坐禪中，或時其心亦昏亦散。昏即無記心，暗即睡眠，散即心浮越逸，爾時，行者當用隨門，善調心、隨息，明照入出，心依息緣，無分散意，照息出入，治無記昏睡。心依於息，治覺觀攀緣。三者：於坐禪中，若覺身心急氣，麤心散流動，爾時，行者當用止門，寬身放息，制心凝寂，止諸憶慮，此為治也。

復次：云何煩惱障起？云何對治？煩惱有三種：一者於坐禪中，貪欲煩惱障起。爾時，行者當用觀心門中：九想[67]、初背捨、二勝處，諸不淨門，為對治也。二者：於坐禪中，瞋恚煩惱障起，爾時，行者當用觀心門中；慈、悲、喜、捨等為對治也。三者：於坐禪中，愚癡、邪見煩惱障起，爾時，行者當用還門，反照十二因緣、三空道品，破折心源，還歸本性，此為治也。

65. 觀心，觀照己心以明心之本性。
66. 攀緣，指心執著於某一對象之作用。
67. 九想，對人屍體之醜惡形相，作九種觀想。為不淨觀之一種，行之可斷除我人對肉體之執著與情執。

復次：云何對治障道業起？業即三種，治法亦三。一者：於坐禪中，忽然垢心昏暗，迷失境界，當知黑暗業障起。爾時，行者當用淨門中，念「方便淨應身三十二相」清淨光明為對治也。二者：於坐禪中，忽然惡念，思惟貪欲，無惡不造，當亦是過去罪業所之作也。爾時，行者當用淨門中，念「報佛一切種智圓淨」常樂功德為對治也。三者：於坐禪中，若有種種諸惡境界相現，乃至逼迫身心，當知悉是過去、今世所造惡業障發也。爾時，行者當用淨門中，念「法身本淨、不生不滅、本性清淨」為對治也。此則略說六門對治、斷除三障之相，廣說不異十五種障也。

復次：行者於坐禪中，若發諸餘禪深定，智慧解脫，有種種障起，當於六門中善巧用對治法也。麤、細障法既除，真如實相自顯，三明六通自發，十力、四無所畏，一切諸佛菩薩功德，行願，自然現前，不由造作。故經云：「又見諸如來，自然成佛道。」

第五、相攝六妙門

夫六妙門相攝，近論則有二種，遠尋則有多途。何等為二？一者：六門自體相攝。二者：巧修六門出生勝進相攝。云何名自體相攝？行者修六門時，於一數息中，任運自攝隨、止、觀、還、淨等五法。所以者何？如行者善調心、數息之時，即體是數門；心依隨息而數故，即攝隨門；息諸攀緣，制心在數故，即攝止門；分別知心數法，及息了了分明故，即攝觀門；若心動散，攀緣五欲，悉是虛誑，心不受著，緣心還歸數息故，即攝還門；攝數息時，無有五蓋及諸麤煩惱垢，身下寂然，即攝淨門。當知於數息中，即有六門：隨、止、觀、還、淨等，一一皆攝六門，此則六六三十六妙門。上來雖復種種運用不同，悉有今意，若不分別，行人不知。此則略說六妙門自體相攝，一中具六相也。

復次：云何名巧修六妙門出生勝進相攝相？行者於初調心、數息，從一至十，心不分散，是名數門。當數息時，靜心善巧，既知息初入，中間經遊至處，乃至入已還出亦如是；心悉覺知，依隨不亂，亦成就數法，從一至十，是則數中成就隨門。復次：行者當數息時，細心善巧，制心繼數法及息，不令細微覺觀得起，剎那異念，分別不生，是則於數中成就止門。復次：行者當數息時，成就息念巧慧方便，用靜鑑之心，照息生滅，兼知身分，剎那思想，陰、入、界法，如雲如影，空無自性，不得人法，是時於數息中，成就息念巧慧觀門。復次：行者當數息時，非但成就觀智，識前法虛假，亦復善巧覺了觀照之心，無有自性，虛誑不實，離知覺想，是則於數息中成就還門。復次：行者當數息時，非但不得所觀能觀，以慧方便，亦不得無能觀所觀，以本淨法性，如虛空不可分別故。爾時，行者心同法性，寂然不動，是則於數息中成就淨門。以五門莊嚴數息，隨、止、觀、還、淨，皆亦如是，今不別說。此則六六三十六，亦名三十六妙門。行者若能如是善巧修習六妙門者，當知必得種種諸深禪定智慧，入三乘涅槃也。

第六、通別六妙門

所以言通別六門者：凡夫[68]、外道[69]、二乘、菩薩，通觀數息一法，而解慧不同；是故證涅槃殊別，隨、止、觀、還、淨，亦復如是。所以者何？凡夫鈍根行者，當數息時，唯知從一至十，令心安定，欲望此入禪，受諸快樂，是名於數息中而起魔業，以貪生死故。

復次：如諸利根外道，見心猛盛，見因緣故，當數息時，非但調心、數息，從一至十，欲求禪定，亦能分別現在有息、無息，亦有亦無，非有非無：過去息如去不如去，亦如去亦不如去，非如去非不如去；未有息有邊、無邊，亦有邊亦無邊，非有邊非無邊；現在息有常耶？無常耶？亦常亦無常耶？非常非無常耶？及心亦爾！隨心所見，計以為實，謂他所說悉為妄語。是人不了息相，隨妄見生分別，即是數息戲論，四邊火燒，生煩惱處，長夜貪著邪見，造諸邪行，斷滅善根，不曾（會）無生，心行理外，故名外道。如是二人，鈍利雖殊，三界生死，輪迴無別。

復次：云何名為聞數息相？行者欲速出三界，自求涅槃故，修數息以調其心，爾時，於數息中不離四諦[70]正觀。云何於數息中觀四真諦？行者知息依身，身依心，三事和合，名陰、界、入。陰、界、入者。即是苦也。若人貪著陰、界、入法，乃至隨逐見心，分別陰、界、入法，即名為集。若能達息真性，即能知苦無生，不起四受，四行不

68. 凡夫，指凡庸之人。就修行階位而言，則未見四諦之理而凡庸淺識者，均稱凡夫。
69. 外道，指佛教以外之一切宗教。
70. 四諦，指苦、集、滅、道四種正確無誤之真理。

生，即鈍使[71]、利使[72]，諸煩惱結，寂然不起，故名為滅。知苦正慧，能通理無壅，故名為道。若能如是數息，通達四諦，當知是人，必定得聲聞道！畢故不造新。

復次：云何於數息中入緣覺道？行者求自然慧，樂獨善寂，深知諸法因緣，當數息時，即知數息之念，即是有支：有緣取、取緣愛，愛緣受、受緣觸，觸緣六入，六入緣名色，名色緣識，識緣行，行緣無明。復觀此息念之有，名善有為業，有善因緣，必定能感未來世人天受，受因緣故，必有老死憂悲苦惱！三世因緣，生死無際，輪轉不息，本無有生，亦無有死，不善思惟，心行所造。若知無明體性，本自不有；妄想因緣，和合而生；無所有故，假名無明；無名尚爾，亦不可得！當知行等諸因緣法，皆無根本；既無行等因緣，豈有今之數息之實？爾時，行者深知數息屬因緣，空無自性，不受不著，不念不分別，心如虛空，寂然不動，豁然無漏心生，成緣覺道。

復次：云何名為菩薩數息相？行者為求一切皆智、佛智、自然智、無師智、如來知見力、無所畏，愍念安樂無量眾生，故修數息，欲因此法門入一切種智。所以者何？如經中說：「阿那般那[73]，三世諸佛入道之初門！」

是故新發心菩薩，欲求佛道，應先調心數息；當數息時，知息非息，猶如幻化，是故息非是生死，亦非是涅槃。爾時，於數息中，不得生死可斷，不得涅槃可入，是故不住生死，既無二十五有繫縛，不證涅槃，則不墮聲聞、辟支佛地，以平等大慧，即無取捨心，入息中道，名見佛性，得無生忍，住大涅槃，常樂我淨。

71. 鈍使，指貪、瞋、癡、慢、疑等五種煩惱。

72. 利使，有身見、邊執見、邪見、見取見和戒禁取見等五種煩惱。

73. 阿那般那，即數息觀，乃數入息、出息以鎮心之觀法。

故經云：「譬如大水，能突蕩一切，唯除楊柳，以其軟故；生死大水，亦復如是！能漂沒一切凡夫之人，唯除菩薩住於大乘大般涅槃，心柔軟故！」是名大乘行者於數息中入菩薩位。此則略說數息妙門，凡、聖、大、小乘通別之相。數息雖通，須解殊別之相，當知數息雖同共修，隨其果報差降，餘隨、止、觀、還、淨，一一妙門，凡、聖，大、小乘通別，亦復如是。

第七、旋轉六妙門

上來所說六妙門，悉是共行，與凡夫二乘共故。今此旋轉六妙門者，唯獨菩薩所行，不與聲聞、緣覺共，況諸凡夫！所以者何？前第六通別妙門觀中說：「名從假入空觀，得慧眼一切智，慧眼一切智是二乘菩薩共法。今明從空出假旋轉六妙門，即是法眼道種智，法眼道種智，不與聲聞、辟支佛共。」云何菩薩於數息道中，修從空出假觀，起旋轉出一切諸行功德相？所謂菩薩行者，當數息時，當發大誓願，憐愍眾生；雖知眾生畢竟空，而欲成就眾生，淨佛國土，盡未來際。作是願已，即當了所數息，不生不滅，其性空寂；即息是空，非息滅空，息性自空，息即是空，空即是息；離空無息，離息無空，一切諸法，亦復如是！息空故，非真非假，非世間非出世間，求息不得息與非息，而亦成就息念。其所成就息念，如夢如幻，如響如化，雖無實事可得，而亦分別幻化所作事。菩薩了息，亦復如是！雖無息性可得，而亦成就息念，從一至十，了了分明。深心分別如幻息相，以有無性如幻息故，即有無性世間、出世間法。所以者何？無明顛倒，不知息性空故，妄計有息，即生人、法、執著、愛見諸行，故名世間。因有息故，即有陰、界、入等世間苦樂之果。當知息雖空，亦能成辦一切世間善惡因果，二十五有諸生死事。

復次：息相空中，雖無出世間相，而非不因息分別出世間法。所以者何？不知息相空故，即無明不了，造世間業。知息空無所有故，即無無明妄執，一切諸結煩惱無所從生，是名出世間因。因滅故，得離後世、世間二十五有等果，名出世間果。能出世間顛倒因果法故，是名出世間法。於出世間真正法中，亦有因果。因者，知息空正智慧，為出世間因，妄計息中人、我、無明、顛倒及苦果滅故，名為出世間果。故知菩薩觀息非息，雖不得世間、出世間、亦能分別世間及出世間。

復次：菩薩觀息性空時，不得四諦，而亦通達四諦。所以者何？如上所說世間果者，即是苦諦；世間因者，即是集諦；出世間果者，即是滅諦；出世間因者，即是道諦。故觀於息想，不見四諦，而能了了分別四諦，為聲聞、眾生廣演分別。

復次：菩薩了息空中，不見十二因緣，而亦通達十二因緣。所以者何？過去息性空無所有，妄見有息，而生種種顛倒分別，起諸煩惱，故名無明。無明因緣，則有行、識、名色、六入、觸、受、愛、取、有、生、老、死，憂悲苦惱等，輪轉不息！皆由不了息如虛空，無所有故。若知息空寂，即破無明，無明滅故，則十二因緣皆滅。菩薩如是了息非息，雖不得十二因緣，亦能了了通達十二因緣，為求緣覺乘人廣演分別。

復次：菩薩了息無性，爾時尚不見有息，何況於息道中，見有六敝[74]及六度[75]法；雖於息性中，不見（六）蔽及六度法，而亦了了通達六蔽、六度。所以者何？行者當數息時，即自了知，若於非息之中而見息者，是必定成就慳貪蔽法。慳有四種：一者慳惜財物，見息中有我，為我生慳故。二者慳身，於息中起身見故。三者慳命，於息中不了，計有命故。四者惱（慳）法，於息中不了，即起見執法心生故。行者！為破壞如是慳蔽惡法故，修四種檀波羅蜜。一者知息空非我，離息亦無我；既不得我，聚財物，何所資給？爾時慳財之心，即便之心，即便自息！捨諸珍寶，如棄涕唾。當知了達息性，即是財施檀波羅蜜。

復次：菩薩知無身性，息等諸法不名為身，離息等法亦無別身，爾時知身非身，即破慳身之執。既不慳於身，即能以身為奴給使，如法施與前人。當知了知息非息，即能具成就捨身檀波羅蜜。

復次：行者若能了息性空，不見即息是命，離有命。既不得命，破性（慳）命心，爾時即能捨命，給施眾生，心無驚畏。當知了達息空，即能具足捨命檀波羅蜜。

復次：行者若達息空，即不見陰、入、界等諸法，亦不見世間、出世間種種法相。為破眾生種種橫計，迷執諸法、輪迴六趣，故有所說，而實無說、無示。以聽者無聞、

74. 六蔽，蔽即覆蔽之義，覆蔽吾人之清淨心有六種惡心。即慳心（慳貪心）、破戒心、瞋恚心、懈怠心、亂心（散亂心）、癡心（愚癡心）。
75. 六度，指菩薩欲成佛道所實踐之六種德目。

無得故，是時雖行法施，不執法施；無恩於彼，而利一切。譬如大地虛空，日月利益世間，而無心於物，不求恩報。菩薩達息性空，行平等法施檀波羅蜜，利益眾生，亦復如是！

當知菩薩知息性空，不得慳度，而能了了分別慳度，以不可得故，知息性空，具足尸羅、羼提、毗梨耶、禪那、般若波羅蜜，亦復如是！是中應一一廣旋轉諸波羅蜜相，為求佛道善男子、善女人，開示分別，是即略說，於數息門中，修旋轉陀羅尼菩薩所行無礙方便！菩薩若入是門，直說數息、調心、窮劫不盡，況復於隨、止、觀、還、淨等，種種諸禪，智慧、神通、四辯、力、無所畏，諸地行願，一切種智，無盡一切功德，旋轉分別而可盡乎？

第八、觀心六妙門

觀心六妙門者：此為大根性行人，善識法惡，不由次第，懸照諸法之源。何等為諸法之源？所謂眾生心也，一切萬法由心而起，若能反觀心性，不可得心源，即知萬法皆無根本，約此觀心，說六妙門，非如前也。所以者何？如行者初學觀心時，知一切世間、出世間諸數量法，皆悉從心出，離心之外，更無一法，是則數一切法，皆悉約心故數，當知心者即是數門。

復次：行者當觀心時，知一切數量之法，悉隨心王[76]；若無心王，即無心數。心王動故，心數亦動。譬如百官臣民，悉皆隨順大王，一切諸數量法，依隨心王，亦復如是！如是觀時，即知心是隨門。

復次：行者當觀心時，知心性常寂，即諸法亦寂；寂故不念，不念故，即不動，不動故，名止也。當知心者即是止門。

復次：行者當觀心時，覺了心性，猶如虛空，無名無相，一切語言道斷，開無明藏，見真實性，於一切諸法，得無著慧。當知心者即是觀門。

復次：行者當觀心時，既不得所觀之心，亦不得能觀之智，爾時，心如虛空，無所依倚，以無著妙慧，雖不見諸法，而還通達一切諸法，分別顯示，入諸法界，無所缺減，普現色身，垂形九道，入變通藏，集諸善根，迴向菩提，莊嚴佛道。當知心者即是還門。

復次：行者當觀心時，雖不得心及諸法，而能了了分別一切諸法。雖分別一切法，不著一切法，成就一切法，不染一切法，以自性清淨，從本以來，不為無明惑倒之所染故。故經云：「心不染煩惱，煩惱不染心。」行者通達自性清淨心故，入於垢法，不為垢法所染，故名為淨。當知心者即是淨門。

如是六門，不由次第，直觀心性，即便具足也。

76. 心王，有部及法相宗等所列五位法中之心法。六識或八識之識體自身稱為心王，意為精神作用之主體。

第九、圓觀六妙門

夫圓觀者，豈得如上所說，但觀心源，具足六妙門，觀餘諸法，不得爾乎？

今行者觀一心，見一切心及一切法；觀一法，見一切法及一切心。觀菩提，見一切煩惱生死，觀煩惱生死，見一切菩提涅槃。觀一佛，見一切眾生及諸佛；觀一眾生，見一切佛及一切眾生。一切皆如影現，非內非外，不一不異，十方不可思議。本性自爾，無能作者。非但於一心中，分別一切十方法界，凡、聖、色、心、諸法數量，亦能於一微塵中，通達一切十方世界，諸佛、凡、聖、色、心、數量法門，是即略說圓觀數門。

隨、止、觀、還、淨等，一一皆亦如是。是數微妙不可思議！非口所宣，非所心測，尚非諸小菩薩及二乘境界，況諸凡夫！若有利根大士，聞如是無（妙）法，能信解受持，正念思惟，專精修習，當知是人，行佛行處，住佛住處，入如來室，著如來衣，坐如來座，即於此身，必定當得六根清淨，開佛知見，普現色身，成等正覺。故《華嚴經》云：「初發心時，便成正覺。」了達諸法真實之性，所有慧身，不由他悟。

第十、證相六妙門

前九種六妙門，皆修因之相，義兼證果，說不具足，今當更分別六妙門證相。

六妙門有四種：一者次第證，二者互證，三者旋轉證，四者圓頓證。云何次第證？如上「第一歷別對諸禪門」及「次第相生六妙門」中，已略說次第證相，細尋自知，今不別說。

第二互證：此約「第三隨便宜」、「第四對治」、「第五相攝」、「第六通觀（別）」，四種妙門中論證相。所以者何？此四種妙門，修行方便，無定次第，故證亦復迴互不定。如行者當數息時，發十六觸等諸暗證，隱沒無記有垢等法，此禪即是數息證相之體，而今不定，或有行者於數息中，見身毛孔虛疎，徹見三十六物，當知於數息中證於隨門。

復有：行者於數息中，證空靜定，以覺身心寂然，無所緣念。入此定時，雖復淺深有殊，而皆是空寂之相，當知於數息中，證止門禪定也。

復次：行者當數息時，內外死屍不淨，膖脹爛壞，及白骨光明等，定心安隱，當知於數息中，證觀門禪也。

復次，行者當數息時，發空無相智慧，三十七品、四諦、十二因緣等，巧慧方便，思覺心起，破折諸法，反本還源，當知於數息中，證還門禪也。

復次，行者或於數息之時，身心寂然，不得諸法，妄垢不生，分別不起，心想寂然，明識法相，無所依倚，當知於數息中，證淨門禪也。此則略說於數息中，互發六門禪相，前後不定，未必悉如今說。餘隨、止、觀、還、淨，一一互證諸禪相，亦如是！

所以有此互證諸禪者，意有二種，一者修諸禪時互修故，發亦隨互，意如前四種修六妙門相。二者宿世業緣善根發，是故互發不定，義如坐禪內方便「驗善惡根性」中廣說。

第三：云何名證旋轉六妙門相？此的依「第七旋轉」修故發。所謂證相者，即有二種，一者證旋轉解，二者證旋轉行。云何名為證旋轉解發相？行者於數息中，巧慧旋轉修習故。爾時，或證深禪定，或證淺定，於此等定中，豁然心慧開發，旋轉覺識，解真無礙，不由心念，任運旋轉覺識法門。旋轉有二種：一者總相旋轉解，二者別相。總相復有二種：一者解真總相，二者解俗總相。別相復有二種：一者解真別相，二者解俗別相。於一總相法中，旋轉解一切法，別相亦爾。

云何名為證旋轉行相？行者如所解，心不違言，心口相應，法門現前。心行堅固，任運增長，不由念力，諸善功德自生，諸惡自息。總相、別相，皆如上說。但有相應之異，入諸法門境界，顯現之殊故。今則略出證旋轉行，如一數門，具二種證旋轉故，餘隨、止、觀、還、淨，亦如是！略說不具足者，自善思惟，取意廣對諸法門也。

證旋轉六妙門者，即是得旋陀羅尼門也。是名無礙辯才，巧慧方便。遮諸惡，令不得起；持諸功德，令對漏失。任是法門，必定不久入菩薩位，成就阿耨多羅三藐三菩提也。

第四：云何名為圓證六妙門？行者因「第八觀心」、「第九圓觀」二種六妙門為方便，是觀成時，即便發圓證也。證有二種：一者解證，無礙巧慧，不由心念，自然圓證，識法界故，名解證。二者會證，妙慧朗然開發，明照法界，通達無礙也。證相有二種：一者相似證相，如《法華經》中，明六根清淨相。二者真實證相，如《華嚴經》中，明初發心圓滿功德智慧相也。

云何名相似圓證為六妙門？如《法華經》說：眼根清淨中，能一時數十方凡、聖、色、心等法數量，故名數門。一切色法隨順於眼根，眼不違色法，共相隨順，故名隨門。如是見時，眼根、識寂然不動，故名止門。不以二相見諸佛國，通達無礙，善巧分別，照了法性，故名觀門。還於眼根境界中，通達耳、鼻、舌、身、意等諸根境界，悉明了無礙，不一、不異相故，故名還門。

復次：見已眼根境界，還於十方凡、聖眼界中現，故亦名為還門。雖了了通達，見如是事，而不起妄想分別，知本性常淨，無可染法，不住不著，不起法愛，故名淨門。此則略說於眼根清淨中，證相似六妙門相，餘五根亦如是！廣說如《法華經》明也。

云何名真實圓證六妙門？有二種：一者別對，二通對。別對者：十住為數門，十行為隨門，十迴向為止門，十地所（為）觀門，等覺為還門，妙覺為淨門。二通對者：有三種證，一者初證，二者中證，三者究竟證。

初證者：有菩薩入阿字門，亦名初發心住，得真無生法忍慧。爾時，能於一念心中，數不可說微塵世界，諸佛菩薩、聲聞、緣覺諸心行及數無量法門，故名數門。能一念心中，隨順法界所有事業，故名隨門。能一念心中，入百千三昧及一切三昧，虛妄及習俱止息，故名為止門。能一念心中，覺了一切法相，具足種種觀智慧，故名觀門。能一念心中，通達諸法，了了分明，神通轉變，調伏眾生，反本還源，故名還門。能一念心中，成就如上所說事，而心無染者，不為諸法之所染汙故，亦能淨佛國土，令眾生入三乘淨道，故名淨門。初心菩薩入是法門，如經所說，亦名為佛也。已得般若正慧，聞如來藏，顯真法身，具首楞嚴，明見佛性，住大涅槃，入「法華三昧」不思議一實境界也。廣說如《華嚴經》中所明，是為初地（住）證不可思議真實六妙門也。

中證者：餘九住、十行、十迴向、十地、等覺地，皆名中證不可思議真實六妙門也。

云何名究竟圓證六妙門？後心菩薩，入荼字門，得一念相應慧，妙覺現前，窮照法界，於六種法門，究竟通達，功用普備，無所缺減，即是究竟圓滿六妙門也。

分別數、隨、止、觀、還、淨諸法門證相，意不異前，但有圓極之殊！故《瓔珞經》云：「三賢十聖忍中行，唯佛一人能盡源。」《法華經》言：「唯佛與佛，乃能究盡諸法實相。」此約修行教道，作如是說。以理而為論法界圓通，諸佛菩薩所證法門，始終不二！故《大品經》言：「初阿、後荼，其意無別！」《涅槃經》言：「發心畢竟二不別，如是二心先心難。」《華嚴經》言：「從初地，悉具一切諸地功德。」《法華經》言：「如是本末究竟等。」

附錄三　袁了凡靜坐要訣

明・袁了凡

序

靜坐之訣，原出於禪門，吾儒無有也。自程子見人靜坐，即歎其善學。朱子又欲以靜坐，即歎其善學。朱子又欲以靜坐補小學，收放心一段工夫，而儒者始知所從事矣。

昔陳烈苦無記性，靜坐百餘日，遂一覽無遺。此特浮塵初斂，清氣少澄耳。而世儒認為極則，不復求進，誤矣。

蓋人之一心，自有生以來，終日馳驟，逐物忘歸，動固紛紛，靜亦擾擾，稍加收攝，便覺朗然。中間曲折，無明師指授，不得肯綮[77]，或得少為足，或反成疾患，余實哀之。大都靜坐之法，其修也，有從入之階；其證也，有得之實。一毫有差，永不發深禪定矣。

吾師雲谷大師，靜坐二十餘載，妙得天台遺旨，為余談之甚備，余又交妙峰法師，深信天台之教，謂禪為淨土要門，大法久廢，思一振之，二師皆往矣。

余因述其遺旨，並考天台遺教，輯為此篇，與有志者共之。

77. 肯綮，比喻事理的扼要處。

一、辨志篇

凡靜坐，先辨志，志一差，即墮邪徑矣。如射者，先認的，的東而矢西，其能中乎？

天台有十種邪修，今約之為四。如學者為名聞利養，發心靜坐，則志屬邪偽，因種地獄矣。如為志氣昏愚，欲聰明勝人，而靜坐，則屬好勝之志，種修羅之因。如畏塵勞苦報，慕為善安樂而靜坐，則屬欣厭之志，種人天之因。如不為名聞利養，不為聰明善業，專為千生萬劫，生死未了，惟求正道，疾得涅槃而靜坐，則發自了之志，種二乘之因。此等學者，善惡雖殊，縛脫有異，其為邪僻，則一而已矣。

若真正修行，只是仁之一字。以天地萬物為一體，而明明德於天下是也。釋迦牟尼，以夏音釋之，即是能仁二字。菩者，覺也，度也。薩者，有情也，眾生也。菩薩二字，為覺有情，又為度眾生。佛氏惟菩薩為中道。羅漢出三界之外，成不來之果，而佛深惡之，斥為焦芽敗種，以其不度人，而自度耳。《楞嚴經》云：「有一眾生不成佛，永不於此取泥洹。」又云：「將此身心奉塵剎，是即名為報佛恩。」其旨深矣。

或曰：如此與墨子兼愛何別？

答曰：為我兼愛，皆是好事，兼愛是仁，為我是義，豈非美德。所惡楊墨者，為其執一耳。執為我則不知兼愛而害於仁，執兼愛則不知為我而害於義。故孟子惡之耳，古之學者為己，儒者何嘗不為我？仁者愛人，儒者何嘗不兼愛？孔門以求仁為學脈，而未嘗廢義。仁義並行而不悖，此所以為中道也。不然，即使不為我，不兼愛，又豈得為正哉？執楊墨與執儒，皆病也。

問曰：菩薩之法，專以度眾生為事，何故獨處深山，棄捨眾生，靜坐求禪乎？

答曰：此菩薩所以為中道也。度一切眾生，須德高行備，覺妙智神，一切德行，非禪不深，一切覺智，非禪不發，故暫捨眾生，覺坐求道。如人有病，將身服藥，暫息事業，疾癒則修業如常。菩薩亦然，身雖暫捨眾生，而心常憐憫。於閒靜處，服禪定藥，得實智慧，除煩惱病，起六神通，廣度眾生。即如儒者隱居，豈潔己而忘世哉？正為求萬物一體之志耳，其隱也。萬物一體之志，念念不離；其出也。萬物一體之道，時時不錯。故以禹稷三過不入之功，不能加以顏子簞瓢陋巷之樂者，正為此志，無加損也。

二、豫行篇

凡坐禪，須先持戒。使身心清淨，罪業消除。不然，絕不能生諸禪定。若從幼不犯重罪，或犯已能戒，皆係上知利根，易於持戒。倘惡業深重，或屢戒屢犯，則謂殘闕之軀，不能上進，此不聞醍醐[78]妙法，而甘於自暴者也。《法華開經偈》云：「假令造罪過山岳，不須妙法兩三行。」何過不可滅？何戒不可持哉？

78. 醍醐，佛教喻最高妙的佛法或智慧。

學者有三法，一、深達罪源；二、大心持戒；三、不住於戒。

何謂深達罪源？一切諸法，本來空寂。尚無有福，何況有罪？種種業障，皆由心作，反觀此心，從何處起。若在過去，過去已滅。已滅之法，則無所有。無所有法，不名為心。若在未來，未來未至。未至亦無有，不得名心。若在現在，現在之中，剎那不住。無住相中，心不可得。如是觀之，不見相貌。不在方所，當知此心，畢竟空寂，既不見心，不見非心，尚無所觀，豈有能觀？無能無所，顛倒想斷，既顛倒想斷，則無無明，亦無三毒，罪從何生？

又，一切萬法，悉屬於心，心性尚空，何況萬法？若無萬法，誰是罪業？若不得罪，觀罪無生。破一切罪，以一切諸罪，根本性空，常清淨故。維摩詰[79]謂優婆離，彼自無罪，勿增其過，當直爾除滅，勿擾其心。

又《普賢觀經》說：「觀心無心，法不任法，我心自空，罪銷無主。一切諸法，皆悉如是，無住無壞，如是持戒，於一念中，百戒俱完，萬罪俱滅。」

何謂大心持戒？起大悲心，憐憫一切眾生。妄執有為，而起無明，造種種業。吾代一切眾生，懺無量無邊重罪。吾為一切眾生，求得涅槃而持戒。吾若清淨，即一切眾生清淨。吾若破戒，即一切眾生破戒。是故寧此身，受刀屠萬段，終不以此身，破眾生大戒。如是持戒，最廣最大。

何謂不住於戒？《華嚴經》言：「身是梵行耶，心是梵行耶。求身心不可得，則戒

79. 維摩詰，人名。為《維摩詰經》的主角，具有神通機智。

亦不可得，是故不見己身有持戒者，不見他身有破戒者，菩薩持戒，於種種破戒緣中，而得自在。知此則戒、定、慧與貪、嗔、癡，同為妙法矣。如此持戒，於念念中。即諸罪業，念念自滅，身心清淨，可修禪矣。」

修禪之法，行、住、坐、臥，總當調心，但臥多，則昏沉；立多，則疲極；行多，則紛動。其心難調，坐無此過，所以多用耳。

然人日用，不得常坐，或職業相羈，或眾緣相絆。必欲靜坐，遂致蹉跎。

學者須隨時調息此心，勿令放逸，亦有三法：一、繫緣收心；二、借事煉心；三、隨處養心。

何謂繫緣收心？唐人詩云：「月到上方諸品淨，心持半偈萬緣空。」自俗人言之，心無一物，萬緣始空。今云：「心持半偈萬緣空。」此理最可玩索，蓋常人之心，必有所繫，繫之一處，漸束漸純，半偈染神，萬妄俱息。故云：「繫心一處，無事不辨。」究實論之，即念佛、持咒及參話頭之類，皆是妄念，然借此一妄，以息群妄，大有便益，學者知此，日用間或念佛，或持咒，或參一公案，行、住、坐、臥，綿綿密密，無絲毫間斷，由是而讀書作文，由是而應事接物，一切眾緣，種種差別，而提撕運用，總屬此心。吾參祖師活公案，不參凡夫死公案，又何間斷之有。

何謂借事煉心？常人之心，私意盤結，欲情濃厚。須隨事磨練，難忍處須忍，難捨處須捨，難行處須行，難受處須受。如舊不能忍，今日忍一分，明日又進一分，久久練習，胸中廓然，此是現前真實功夫也。古語云：「靜處養氣，鬧處煉神。」金不得火煉，則雜類不盡，心不得事練，則私欲不除。最當努力，勿當面錯過。

何謂隨處養心？坐禪者，調和氣息，收斂元氣。只要心定、心細、心閑耳。今不得坐，須於動中習存，應中習止。立則如齋，手足端嚴，切勿搖動。行則徐徐舉足，步動心應。言則安和簡默，勿使躁妄，一切運用，皆務端詳閑泰，勿使有疾言遽色。雖不坐，而時時細密，時時安定矣。如此收心，則定力易成，此坐前方便也。

三、修證篇

凡靜坐，不拘全跏、半跏。隨便而坐，平直其身，縱任其體，散誕四肢，布置骨解。當令關節相應，不倚不曲，解衣緩帶。輒有不安，微動取便，務使調適。

初時從動入靜，身中氣或未平，舉舌[80]四、五過，口微微吐氣鼻微微納之。多則三、四、五遍，少則一遍。但取氣平為度，舌抵上顎，唇齒相著。

次漸平視，徐徐閉目，勿令眼斂太急，常使眼中朧朧然。

次則調息，不粗不喘，令和細，綿綿若存。

天台《禪門口訣》：「止教調息觀臍，息之出入，皆根於臍。一心諦觀，若有外念，攝之令還。綿綿密密，努力精進。自此而後，靜中光景，種種奇特，皆須識破，庶

80. 舉舌，將舌尖抵住上顎。

可進修。」

初時有二種住心之相，人心泊境，妄念遷流，如火熠熠。未嘗漸止。因前修習，心漸虛凝。不復緣念，名利、冤親等事，此名粗心住也。外事雖不緣念，而此心微細流注，剎那不停，愈凝愈細。內外雙泯，此名細心住也。

此後有二種定法，當此細心住時，必有持身法起，此法發時，身心自然正直，坐不疲倦。如物持身，於覺心自然明淨，與定相應。定法持身，任運不動。從淺入深，或經一坐無分散意，此名欲界定也。

後復身心泯泯虛豁，忽然失於欲界之身，坐中不見己身，及床坐等物，猶若虛空，此名未到地定也，將入禪而未入禪，故名未到地，從此能生初禪矣。

於未到地中，證十六觸成就，是為初禪發相。何謂十六觸？一、動；二、癢；三、涼；四、暖；五、輕；六、重；七、澀；八、滑。復有八觸，謂一、掉；二、猗；三、冷；四、熱；五、浮；六、沉；七、堅；八、軟。此八觸舉前八觸，雖相似，而細辨則不同，合為十六觸也。

十六觸由四大[81]而發，地中四者，沉、重、堅、澀；水中四者，涼、冷、軟、滑；火中四者，暖、熱、猗、癢；風中四者，動、掉、輕、浮。

學者於未到地中，入定漸深，身心虛寂，不見內外，或經一日乃至七日，或一月乃至一年，若定心不壞，守護增長，此時動觸一發，忽見身心凝然，運運而動。當動之

81. 四大，佛教之元素說，謂物質係由地、水、火、風等四大要素所構成。本質為堅性，而有保持作用者，稱為地大；本質為溼性，而有攝集作用者，稱為水大；本質為暖性，而有成熟作用者，稱為火大；本質為動性，而有生長作用者，稱為風大。

時，還覺漸漸有身，如雲如影，動發，或從上發，或從下發，或從腰發，漸漸遍身。上發多退，下發多進，動觸發時，功德無量。

略言十種善法，與動俱發，一、定；二、空；三、明淨；四、喜悅；五、樂；六、善生；七、知見明；八、無累解脫；九、境界現前；十、心調柔軟。如是十者，勝妙功德，與動俱生，莊嚴動法，如是一日或十日，或一月一年，長短不定。

此時既過，復有餘觸，次第[82]而起，有遍發十六觸者，有發三、四觸，及七、八觸者，皆有善法功德，如前動觸中說，此是色戒清淨之身，在欲界身中，粗細相違，故有諸觸。

證初禪時，有五境：一、覺；二、觀；三、喜；四、樂；五、定心也。初心覺悟為覺；後細心分別為觀；慶悅之心為喜；恬澹之心為樂；寂然不散為定心。

十六觸中，皆有此五境。第六，又有默然心。由五境而發者，皆初禪所發之相也。

夫覺如大寐得醒，如貧得寶藏。末世諸賢，以覺悟為極則事。然欲入二禪，則有覺有悟，皆為患病。學者於初禪，第六默然心中，厭離覺觀，初禪為下。若知二法動亂，逼惱定心，從覺觀生、喜、樂、定等，故為粗，此覺觀法，障二禪內靜。

學者既知初禪之過，障於二禪。今欲遠離，常依三法：一不受不著故得離；二訶責故得離；三觀析故得離。由此三法，可以離初禪覺觀之過，覺觀既滅，五境及默然心悉謝。已離初禪，二禪未生，於其中間，亦有定法，可得名禪，但不牢固。

82. 次第，順序之意。

無善境扶助之法，諸師多說為轉寂心，謂轉初禪默然也。住此定中，須依六行觀，厭下有三：曰苦；曰粗；曰障。欣上有三：曰勝；曰妙；曰出。約言之，祇是訶、讚二意耳。

夫玄門三年溫養，九年面壁，未嘗不靜坐，而不發大智慧，不發大神通，不發深禪定者，以其處處戀著也，得一境界，即自以為奇特，愛戀不捨，安能上進？故須節節說破，事事指明，方不耽著，方肯厭下欣上，離苦而求勝；去粗而即妙；捨障而得出。到此地位，方知法有正傳，師恩難報。

昔陳白沙《靜坐》詩云：「劉郎莫記歸時路，只許劉郎一度來。」陳公在江門靜坐二十餘年，惜無明師指點，靜中見一端倪發露，即愛戀之。已而並此端倪亦失，竭力追尋，不復可見，故其詩意云爾。

學者靜中有得，須先知此六行觀。若到初禪，不用此觀，則多生憂悔，憂悔心生，永不發二禪，乃至轉寂亦失，或時還更發初禪，或並初禪亦失，所謂為山九仞，一簣為難，切當自慎。學者心不憂悔，一心加功，專精不止，其心澹然澄靜，無有分散，名未到地，即是二禪前方便定也。經云：「不失其退，其心豁然。」明淨皎潔，定心與喜俱發，亦如人從暗中出，見外日月光明，其心豁然，明亮內淨，十種功德俱發，具如初禪發相，但以從內淨定俱發為異耳。

二禪有四境：一、內淨；二、喜；三、樂；四、定心。

何名內淨？遠而言之，對外塵故說內淨。近而言之，對內垢故說內淨。初禪中得觸樂時，觸是身識相應，故名外淨。二禪心識相應，故名內淨。初禪心為覺觀所動，故名內垢。二禪心無覺觀之垢，故名內淨。既離覺觀，依內淨心發定，皎潔分明，無有垢穢，此內淨定相也。

喜者，深心自慶，於內心生喜定等，十種功德喜法，故悅豫無量也。樂者，受喜中之樂，恬澹悅怡，綿綿美快也。初禪之喜樂，由覺觀而生，與身識相應，此中喜樂，從內心生，與意識相應，所以名同而實異。

定心者，受樂心忘，既不緣定內喜樂，復不預外念思想，一心不動也。此四境後，亦有默然心，但比初禪更深耳，謂之聖默然定，欲進三禪，又當訶二禪之過，此二禪定，雖從內淨而發，但大喜湧動，定不牢固，當即捨棄。

如上用三法遣之，一、不受；二、訶責；三、觀心窮檢。既不受喜，喜及默然自謝，而三禪未生，一意精進，其心湛然，不加功力，心自澄靜，即是三禪未到地，於後其心，泯然入定。然入定不依內外，與樂俱發，當樂發時，亦有十種功德，且如前說，但湧動之喜為異耳。綿綿之樂，從內心而發，心樂妙美，不可為喻，樂定初生，既未即遍身，中間多有三過，一者，樂定即淺，其心沉沒，少有智慧之用；二者，樂定微少，心智湧發，故不安穩；三者，樂定之心，與慧力等，綿綿美妙，多生貪著，其心迷醉，故經言：此樂惟聖人能捨，餘人捨為難。

三禪欲發，有此三過，則樂定不得增長，充滿其身，學者須善調適，亦有三法治之。一者，心若沉沒，當用意精進，策勵而起；二者，若心湧發，當念三昧定法攝之；三者，心若迷醉，當念後樂及諸勝妙法門。以自醒悟，令心不著，若能如是，樂定必然增長，偏滿身分，百骸萬竅，悉皆欣悅。所以佛說三禪之樂，偏身而受也。

按初禪之樂，從外而發，外識相應，內樂不滿。二禪之樂，雖從內發，然從喜而生，喜根相應，樂根不相應，樂依喜生，喜尚不偏，況於樂乎？

三禪之樂，樂從內發，以樂為主，偏身內外，充滿恬愉，亦有五境；一、捨；二、念；三、智；四、樂；五、定心也。捨者，捨前喜心，並離三過也。念者，既得三禪之樂，念用三法守護，令樂增長也。智者，善巧三法，離三過也。樂者，快樂偏身受也。定心者，樂受心息，一心寂定也。

欲得四禪，又當訶斥三禪之樂，初欲得樂，一心勤求，大為辛苦，既得守護愛著，亦為苦，一旦失壞，則復受苦，故經說，第三禪中，樂無常動，故苦。

又，此樂法，覆念令不清淨，學者既深見三禪樂，有大苦之患。應一心厭離，求四禪種不動定，爾時，亦當修六行，及三法除遣，即三禪謝滅，而四禪未到，修行不止，得入未到地定，心無動散，即四禪方便定。

於後，其心豁然開發，定心安穩，出入息斷，定發之時，與捨俱生，無苦無樂，空明寂靜，善法相扶，類如前說，但無喜樂動轉為異耳。爾時，心如明鏡不動，亦如淨水無波，絕諸亂想，正念堅固，猶如虛空。

學者住是定中，心不依善，亦不附惡，無所依倚，無形無質，亦有四境：一、不苦、不樂；二、捨；三、念清淨；四、定心也。此禪初發，與捨、受俱發，捨、受之心，不與苦樂相應，故言不苦、不樂。既得不苦、不樂。定捨勝樂，不生厭悔，故云：捨。

禪定分明，智慧照了，故云：念清淨。定心寂靜，雖對眾緣，心無動念，故名：定心。此後亦有默然心，如前說也。又此四禪，心常清淨，亦名：不動定。亦名：不動智慧。於此禪中，學一切事，皆得成就，學神通則得，學變化則得，故經說，佛於四禪為根本也。

外道服食勤煉，遠望延年，勞形敝骨，萬舉萬敗，間有成者，自負深玄，豈知造業。爭如求禪，一切變化，無不立就，轉粗形為妙質，易短壽，為長年，特其細細者耳。

從此以後，又有四定：一、空處定；二、識處定；三、無有處定；四、非有想、非無想處定。

學者至四禪時，有視為微妙，得少為足，畫而不進者，有覺心識生滅，虛誑不實，便欲求涅槃，寂靜常樂者，不遇明師指授，不知破色，與斷色繫縛之方，直強泯其心，斷諸思慮，久久得心無憶念，謂證涅槃，既未斷色繫縛，若捨命時，即生無想天中，此為大錯，故須求空處定。應深思色法之咎，若有身色，則內有飢渴、疾病，大、小便利，臭穢敞惡等苦。外受寒熱、刀杖，刑罰、毀謗等苦。從先世因緣和合，報得此身，即是種種眾苦之本，不可保愛。

復思一切色法，繫縛於心，不得自在，即是心之牢獄，令心受惱，無可貪戀。由是，求滅色之法，須滅三種色：一、滅可見有對色；二、滅不可見有對色；三、滅不可見無對色。經言：過一切色相，滅有對相，不念種種相。過一切色相者，破可見有對色也。滅有對相者，破不可見有對色也。不念種種相者，破不可見無對色也。

學者於四禪中，一心諦觀己身，一切毛道及九孔[83]。身內空處，皆悉虛疏，猶如羅縠[84]，內外相通，亦如芭蕉，重重無實。作是觀時，即便得見，既得見已，更細心觀察，見身如蓰如甑，如蜘蛛網，漸漸微末，身分皆盡，不見於身及五根等。內身既盡，外道亦空，如是觀時，眼見色源，故名：過色。耳聲鼻臭，舌味身觸意法，故名：有對相。於二種餘色，及無數色，種種不入別，故名：不念種種相。

一切色法既滅，一心緣空，念空不捨，即色定便謝，而空定未發，亦有中間禪。爾時，慎勿憂悔，勤加精進，一心念空，當度色難。於後豁然，與空相應，其心明靜，不苦不樂，益更增長，於深定中，唯見虛空，無諸色相。雖緣無邊虛空，心無分散，既無色縛，心識澄靜，無礙自在，如鳥之出籠，飛騰自在，此為得空處定也。

從此而進，捨空緣識。學者當知，虛空是外法入定，定從外來，則不安穩，識處是

83. 九孔，指身體中二眼、二耳、二鼻、口、大小便道等九處孔穴。
84. 羅縠，一種疏細的絲織品。

內法，緣內入定，則多寧謐，觀緣空之受、想、行、識。如病如癰，如鎗如刺，無常苦空，無我和合，而有欺誑不實（此即是八聖種觀）。一心繫緣在識，念念不離，未來過去，亦復如是。常念於識，欲得與識相應，加功專致，不註旬月，即便泯然任運，自在識緣。

因此，後豁然與識相應，心定不動，而於定中不見餘事，惟見現在心識，念念不住，定心分明，識慮廣闊，無量無邊，亦於定中，憶過去已滅之識，無量無邊，及未來應起之識，亦無量無邊，悉現定中。識法持心，無分散意，此定安穩清淨，心識明利，為得識處定也。

從此而進，又思前緣空入定，是為外定；今緣識入定，是為內定。而依內依外，皆非寂靜。若依內心，以心緣心入定者，此定已依三世心生，不為真實，惟有無心識處，心無依倚，乃名安穩。

於是，又觀緣識之受、想、行、識。如病如癰，如鎗如刺，無常苦空，無我和合而有，虛誑不實，即捨識處。繫心無所有處，內靜息求，不同一切心識之法。知無所有法，非空非識，無為法塵，無有分別，如是知已，靜息其心，惟念無所有法，其時識定即謝。無所有定未發，於其中間亦有證相。

學者心不憂悔，專精不懈，一心內淨，空無所依，不見諸法，心無動搖，此為證無所有處空定也。

入此定時，怡然寂絕，諸想不起，尚不見心相，何況餘法。從此而進，又復上求，訶責無所有定，如癡如醉，如昏如暗，無明覆蔽，無所覺了，無可愛樂。觀於識處，如瘡如箭，觀於無所有處，如醉如癡，皆是心病。非真寂靜，亦如前法，離而棄之。

更求非有想非無想定。前識處是有想，無所有處是無想，今雙離之，即便觀於非有非無，何法非有，謂心非有，何以故？過去、現在、未來，求之都不可得。無有形相，亦無處所，當知非有，云何非無？無者是，何物乎？為心是無乎？為離心是乎？若心是無，則無覺無緣，不名為心。若心非無，更無別無，何也。無不自無，破有說無，無有則無無矣。故言非有、非無。如是觀時，不見有無，一心緣中，不念餘事。

於後忽然，真實定發，不見有無相貌，泯然寂絕，心無動搖，恬然清淨，如涅槃相。是定微妙，三界無過，證之者，咸謂是中道定相。涅槃常樂我淨，愛著是法，更不修習，如蟲行至樹表，更不復進，謂樹外無高，可憫也。殊不知此定雖無粗煩惱，而亦有十種細煩惱，凡夫不知，悞[85]謂真實，世間外道，入此定中，不見有而覺，有能知非有非無之心，謂是真神不滅。

若有明師傳授，方知是四陰和合而有，自性虛誑不實。從此不受不著，即破無明，入滅受想定，獲阿羅漢果，是謂九次第定也。

大抵初禪離欲界，入色界，二、三、四禪，皆色界。攝四定，離色界，入無色界，滅受想定，則出三界，證阿羅漢果，生西方，入淨土，此為最徑之門。

85. 悞，通「誤」。

四、調息篇

天台《禪門口訣》，祇言調息為修禪之要，乃諸方法，厥有多途，即以調息一門言之，一者，六妙門；二者，十六特勝；三者，通明觀。

六妙門者，一、數；二、隨；三、止；四、觀；五、還；六、淨也。於中修證，又分為十二，如數有二種：一者，修數；二者，修相應。乃至修淨與淨相應亦如是。

何謂修數？學者調和氣息，不澀不滑，安詳徐數，或數入，或數出，皆取便為之。但不得出入皆數，從一至十，攝心在數，不令馳散，是名修數。

何謂數相應？覺心任運，從一至十，不加功力，心息自住，息既虛凝，心相漸細，患數為粗，意不欲數。

爾時，學者應當捨數修隨，一心依隨，息之出入，心住息緣，無分散意，是名修隨。心既漸細，覺息長短，偏身出入，任運相依，應慮怡然凝靜，是名與隨相應。覺隨為粗，心厭欲捨，如人疲極欲眠，不樂眾務。

爾時，學者應當捨隨修止，三止之中，但用制心止也。制心息諸緣慮，不念數隨，凝淨其心，是名修止。復覺身心泯然入定，不見內外相貌，如欲界未到地，定法持心，任運不動，是名止相應。

學者即念心雖寂靜，而無慧照破，不能脫離生死，應須照了，即捨止求觀，於定心中，以心眼細觀此身中，細微入出息，想如空中風，皮筋骨肉，臟腑血液，如芭蕉不實，內外不淨，甚可厭惡。

復觀定中，喜樂等受，悉有破壞之相，是苦非樂。又觀定中，心識無常，生滅剎那不住，無可著處。

復觀定中，善惡等法，悉屬因緣，皆無自性，是名修觀。如是觀時，覺息出入，偏諸毛孔，心眼開明，徹見筋骨、臟腑等物，及諸蟲戶，內外不淨，眾苦逼迫，剎那變易，一切諸法，悉無自性，心生悲喜，無所依倚，是名與觀相應。

觀解即發，心緣觀境，分別破析，覺念流動，非真實道，即捨觀修還。既知從心發，若隨析境，此則不會本源，應當返觀此心，從何而生，為從觀心生，為從非觀心生。若從觀心生，則先已有觀。今數、隨、止三法中，未嘗有觀，若非觀心生，為滅生？為不滅生？若不滅生，即二心並，若是滅生，滅法已謝，不能生現在，若言亦滅、亦不滅生，乃至非滅非不滅生，皆不可得。當知觀心，本自不生，不生故不有，不有故即空。空無觀心，若無觀心，豈有觀境，境智雙忘，還源之要，是名修還。

從此心慧開發，不加功力，任運自能破析，返本還源，是名與還相應。

學者當知，若離境智，欲歸於無境智，總不離境智之縛，心隨二邊故也。

爾時，當捨還修淨，知道本淨，即不起妄想分別，受、想、行、識，亦復如是，息妄想垢，是名修淨。舉要言之，若能心常清淨，是名修淨，亦不得能修所修，及淨不淨之相，是名脩淨。

作是修時，忽然心慧相應，無礙方便，任運開發，無心依倚，是名與淨相應。證淨有二：一者，相似證，謂似淨而實非淨也。二者，真實證，則三界垢盡矣。

又，觀眾生空，名為觀。觀實法空，名為還。觀平等空，名為淨。又空三昧相應，名為觀。無相三昧，觀應名為還。無作三昧相應，名為淨。

又，一切外觀，名為相。一切內觀，名為還。一切非內非外觀，名為淨。

又，從假入空觀，名為觀。從空入假觀，名為還。空假一心，名為淨。此六妙門，乃三世諸佛入道之本，因此證一切法門，降伏外道。

所謂十六特勝者，一、知息入；二、知息出；三、知息長短；四、知徧身；五、除諸身行；六、受喜；七、受樂；八、受諸心行；九、心作喜；十、心作攝；十一、心作解脫；十二、觀無常；十三、觀出散；十四、觀欲；十五、觀滅；十六、觀棄捨。

一、知息入；二、知息出，此對代數息也。學者既調息綿綿，專心在息，息若入時，知從鼻端入至臍。息若出時，知從臍出至鼻，由此而知粗細，為風為氣，為喘則粗，為息則細。若覺粗時，即調之令細。入息氣迫常易粗，出息澀遲常易細。

又知輕重，入息時輕，出息時重。入在身內則無輕，出則身無風氣故覺重。

又知澀滑，入常滑而出常澀，何也？息行外來，氣利故滑。從內吹出，滓穢塞諸毛孔故澀。

又知冷煖，入冷而出煖。

又知因出入息，則有一切眾苦煩惱，生死往來，輪轉不息，心知驚畏。譬如閽者守門，人之從門出入者，皆知其人。兼知其善惡，善則聽之，惡則禁之。當此之時，即覺此息無常，命依於息，一息不屬，即便無命。

知息無常，即不生愛，知息非我，即不生見。悟無常，即不生慢，此則從初方便，已能破諸結使，所以特勝於數息也。

三、知息長短者，此對欲界定。入息長，出息短。心既靜，住於內。息隨心入，故入則知長。心不緣外，故出則知短。又覺息長，則心細。覺息短，則心粗。蓋心細則息細，息細則入從鼻至臍，微緩而長。出息從臍至鼻亦爾。心粗則息短，息粗則出入皆疾矣。

又，息短則覺心細，息長則覺心粗，何也。心既轉靜，出息從臍至胸即盡，入息從鼻至咽即盡，是心靜而覺短也。心粗則從臍至鼻，從鼻至臍。道里長遠，是心粗而覺長也。

又，短中覺長則細，長中覺短則粗。如息從鼻至胸即盡，行處雖短而時節大，久久方至臍。此則行處短，而時節長也。粗者從鼻至臍，道里極長，而時節卻短，欻然之間即出即鼻。此則路長，而時短也，如此覺長短時，知無常由心生滅不定。故息之長短相貌非一，得此定時，覺悟無常，更益分明。證欲界定時，猶未知息相貌，故此為特勝也。

四、知息徧身者，對未到地定，當彼未到地時，直覺身相泯然如虛空。爾時，實有身息，但心粗眼不開，故不覺不見。今特勝中發未到地時，亦泯然入定，即覺漸漸有身，如雲如影，覺息出入徧身毛孔。爾時，亦知息長短相等。見息入無積聚，出無分散，無常生滅，覺身空假不實，亦知生滅剎那不住。三事和合，故有定生、三事既空，則定無所依，知空亦空，於定中不著，即較前未到地為特勝也。

五、除諸身行者，對初禪覺觀境。身者欲界道中，發得初禪，則色界之身，來與欲界身相依共住也。身行即觀境，此從身分生，知身中之法，有所造作，故名身行也。

學者因覺息徧身，發得初禪。心眼開明，見身中腑臟三十六物[86]。臭穢可厭，四大之中，各各非身，此即是除欲界身也。於欲界中，求色界之身不可得，即除初禪身也。所以者何，前言有色界造色，為從外來乎？為從內出乎？為在中間住乎？如是觀時，畢竟不可得。但以顛倒憶想，故言受色界觸者細觀不得，即是除初禪身。身除，故身行即滅。

又，未得初禪時，於欲界身中，起種種善惡行，今見身不淨，則不造善惡諸業，故名除身行。

六、受喜者，即對破初禪喜境。初禪喜境，從有垢覺觀而生。即無觀慧照了多生煩惱，故不應受。今於淨禪觀中，生有觀行破析，連觀性空，當知從覺觀生喜亦空，即於

86. 三十六物，指構成人身之三十六種要素，包括外相十二物，髮、毛、爪、齒、眵、淚、涎、唾、屎、尿、垢、汗；身器十二物，皮、膚、血、肉、筋、脈、骨、髓、肪、膏、腦、膜；內含十二物，肝、膽、腸、胃、脾、腎、心、肺、生臟、熟臟、赤痰、白痰。

喜中不著，無諸罪過，故說受喜。如羅漢不著一切供養，故名應供也。

又真實知見，得真法喜，故名受喜。

七、受樂者，對初禪樂境。初禪，即無觀慧。樂中多染，故不應受。今言受樂者，受無樂，知樂性空，不著於樂，故說受樂。

八、受諸心行者，此對破初禪定心境。心行有二，故說諸，一者，動行；二者，不動行。有謂從初禪至三禪，猶是動行。四禪已上，名不動行。今說覺觀四境，名動行。定心境，名不動行。

初禪入定心時，心生染著，此應不受。今知此定心，虛誑不實，定心非心，即不受著，既無罪過，即是三昧正受，故說受諸心行。

九、心作喜者，此對二禪內淨喜。彼二禪之喜，從內淨而發，然無智慧照了，多所戀著，今觀此喜，即是虛誑，不著不受矣。不受此喜，乃為真喜，故名心作喜。

十、心作攝者，此對二禪定心境。彼二禪之喜雖正，不無湧動之患。今明攝者，應返觀喜性空寂，畢竟定心不亂，不隨喜動，故云作攝。

十一、心住解脫者，此對破三禪樂。彼三禪有偏身之樂，凡夫得之，多生染愛，受縛不得解脫。今以觀慧破析，證偏身樂時，即知此樂，從因緣生。空無自性，虛誑不實，不染不著，心得自在，故名心作解脫。

十二、觀無常者，此對破四禪不動也，四禪名不動定，凡夫得此定時，心生愛取。

今觀此定，生滅代謝，三相所遷，知是破壞不安之相，故名觀無常。

十三、觀出散者，此對破空處也。出者，即是出離色界。散者，即是散三種色。又出散者，謂出離色心，依虛空消散自在，不為色法所縛也。

凡夫得此定時，謂是真定。今初入虛空處時，即知四陰和合故有，本無自性，不可取著，所以者何？若言有出散者，為空出散乎？為心出散乎？若心出散，則心為三相所遷，已去已謝，未來未至，現在無住，何能耶？若空是出散者，空本無知，無知之法，有何出散。

既不得空定，則心無受著，是名觀出散。

十四、觀離欲者，此對識處。蓋一切受著外境，皆名為欲。從欲界乃至空處，皆是心外之境。若認虛空為外境，而我顧受之，則此空即欲矣。今識處空，緣於內識。能離外空，即離欲。

凡夫得此定，無慧照察，謂心與識法相應。認為真實，即生染著，今得此定時，即觀破析。若言以心緣識，心與識相應，得入定者，此實不然。何者？過去、未來、現在三世識，皆不與現在心相應，乃是定法持心，名為識定。此識定，但有名字，虛誑不實，故名離欲也。

十五、觀滅者，此對無所有處。蓋此定，緣無為法塵，心與無為相應。對無為法塵發少識，故凡夫得之。謂之心滅，多生愛著，今得此定時，即覺有少識，此識雖少，亦有四陰和合，無常無我虛誑，譬如糞穢，多少俱臭，不可染著，是名觀滅。

十六、觀棄捨者，此對非想非非想。蓋非想非非想，乃是雙捨。有無具捨中之極。凡夫得此定時，認為涅槃。今知此定係四陰、十二入、三界，及十種細心數等，和合而成。當知此定無常，苦空無我，虛誑不實，不應計為涅槃，生安樂想，不受不著，是名觀棄捨。棄捨有二種，一、根本棄捨；二、涅槃棄捨。永棄生死，故云觀棄捨。學者深觀棄捨，即便得悟三乘涅槃，如須跋陀羅。佛令觀非想中細想，即獲阿羅漢果，今名悟道。未必定具十六，或得二、三特勝，即便得悟，隨人根器，不可定也。

第三、通明觀。

學從初安心，即觀息、色、心三事。俱無分明，觀三事，必須先觀息道。云何觀息？謂攝心靜坐，調和氣息。一心細觀此息，想其偏身出入。若慧心明利，即覺息入無積聚，出無分散，來無所經由，去無所涉覆。雖復明學，此息出入偏身，如空中風性無所有，此觀息如也。

次則觀色，學者即知息依於身，離身無息，即應細觀色身，本自不有，皆是先世妄想，因緣招感。今生四大，造色圍空，假名為身。一心細觀，頭腹四肢，筋骨臟腑，及四大四微，一一非身。四大四微，亦各非實，尚不自有，何能生此身諸物耶？無身色可得，爾時心無分別，即達色如矣。

次觀心，學者當知由有心，故有身色。共來動轉，若無此心，誰分別色，色因誰生，細觀此心，藉緣而生。生滅迅速，不見住處，亦無相貌，但有名字，名字亦空，即心如矣。

學者若不得三性別異，名為如心。

學者若觀息時，既不得息，即達色心空寂。何者？謂三法不相離故也。觀色、觀心亦爾，若不得息、色、心三事，即不得一切法，何以故？由此三事和合，能生一切陰入界眾等煩惱，善惡行業，往來五道，流轉不息，若了三事無生，則一切諸法，本來空寂矣。

學者果能如是觀察三法，悉不可得，其心任運，自住真如，泯然明淨，此名欲界定，於此定後，心依真如，泯然入定，與如相應，如法持心，心定不動，泯然不見，身色、息、心三法異相，一往猶如虛空，即是通明未到地也。從此而發四禪四定，最為捷速。

五、遣欲篇

周濂溪論聖學，以無欲為要，欲生於愛，寡欲之法，自斷愛始，愛與憎對，常見其可憎，則愛絕矣。故釋氏有不淨觀焉，夫有生必有死，死者乃永離恩愛之處。有生之所共憎，雖知可憎，無能免者。我今現生，不久必死，過一日則近一日，蓋望死而趨也。豈可貪戀聲色名利之欲哉？真如撲燈之蛾，慕虛名而甘實禍，何其愚也。

學者欲習不淨觀，當先觀人初死之時，言詞惆悵，氣味焄蒿，息出不反，身冷無知，四大無主，妄識何往，觀想親切，可驚可畏，愛欲自然淡薄，悲智自然增明，從此而修，有多門焉。曰九想：

一、脹想；謂死尸脹如韋囊也；

二、壞想，謂四肢破碎，五臟惡露也；

三、血塗想，謂血流塗地，點汙惡穢也；

四、濃瀾想，謂濃流肉爛，臭氣轉增也；

五、青瘀想，謂濃血消盡，瘀黑青臭也；

六、噉想，謂蟲蛆唼食，決裂殘缺也；

七、散想，謂筋斷骨離，頭足交橫也；

八、骨想，謂皮肉已盡，但見白骨也；

九、情想，謂焚燒死尸，骨裂煙臭也。

但將吾所愛之人，以上九想觀之，乃知言笑懽娛，盡屬假合，清溫細軟，究竟歸空。即我此身，後亦當爾。有何可愛，而貪著哉？

學者修九想既通，必須增想重修，令觀行熟利，隨所觀時，心即隨定，想法持心，澄然不亂，破欲除貪，莫此為尚矣。曰十想：

一、無常想，謂有為之法，新新生滅，頃刻變遷，無暫停息也；

二、苦想，謂六情逼迫，萬事煎熬，有生皆苦，無有樂趣也；

三、無我想，謂法從緣生，本無自性，即體離體，孰為我身也；

四、食不淨想，謂食雖在口，腦涎流下，與唾和合，成味而咽，與吐無異，下入腹中，即成糞穢也；

（原書缺五）

六、死想，謂一息不屬，便爾沉淪也；

七、不淨想，謂身中三十六物，五種不淨也；

八、斷想；

九、離想；

十、盡想。

緣涅槃，斷煩惱結使，名斷想。斷而得離，名離想。離而得盡，名盡想。九想為初學，十想為成就。九想如縛賊，十想如殺賊，此為異耳。

又，有白骨觀，乃就九想中略出者，凡作九想、十想等觀，皆當正身危坐，調和氣息，使心定之久，方可作想，今作白骨觀。

學者先當繫念，左腳大指，細觀指半節作皰起，令極分明，然後作皰潰想，見半指節，極令白淨，如有白光。

次觀一節，令肉擘去，皆有白光。

次觀二節、三節，乃至五節，及兩足十節，白骨分明，如是繫心，不令馳散，散即攝之令還，想成時，覺舉身溫暖，心下熱時，名繫心住，心既住已，當復起想，足趺披肉見白骨，極令了了。

次觀踝骨，次脛骨。又次髖骨，皆是骨骼，見白骨如珂雪。從此觀脇骨，及脊骨、肩骨，從骨至肘，從肘至腕，從腕至掌，從掌至指端，皆令肉相向披，見半身白骨。

次觀頭皮，觀膜，觀腦，觀肪，觀咽喉，觀肺、心、肝、膽、脾、骨、大、小腸腎等諸藏。有無數諸蟲，咂食膿血，會見分明，又見諸蟲從咽喉出。又觀小腸、肝、肺、脾、腎，皆令流注入大腸中，從咽喉出，墮於前地，此想成已，即見前地屎、尿臭處，及諸蚘蟲，更相纏縛，諸蟲口中，流出膿血，不淨盈滿。此想成已，自見已身，如白雪。又節節相拄，若見黃黑，更當悔過，此為第一白骨觀。

第二觀者，繫念額上，定觀額中，如爪甲大，慎莫雜想，如是觀額，令心安住，不生諸想，惟想額上，然後自觀頭骨，白如玻璃色，如是漸見，舉身白骨，皎然明淨，節節相拄，此想成已。

次想第二骨人，次想三骨人，乃至十骨人，見十骨人已，乃想二十骨人，三十、四十骨人，見一室中，偏滿骨人，前後左右，行列相向，各舉右手，向於我身，是時學者，漸漸廣大，見一庭內，滿中骨人，行行相向，白如珂雪，漸見一鄉皆是骨人。

次觀一邑一省，乃至天下皆是骨人，見此事已，身心安樂，無驚無怖。

學者見此事已，出定入定，恒見骨人，山河石壁，一切世事，皆悉變化，猶如骨人，見此事已。於四方面，見四大水，其流迅駛，色白如乳，見諸骨人，隨流沉沒，此想成已，復更懺悔，但純見水，湧注空中，後當起想，令水恬靜，此名凡夫心海，生死境界之想也。

六、廣愛篇

孔子云：「老者安之，朋友信之，少者懷之。」盡世間只有此三種人，就此三種人中，老者有二，吾之老，人之老；朋友有親者，有疏者，有始親而終疏者，有恩與仇者；少者亦有二，吾之少，人之少。吾之老少，雖有同室，亦有等殺，人之老少，便包恩仇遠近，種種不齊矣。先從吾之老者，發願貽之以安，飲食起居，悉令得所。

學者初修時，取最所親愛，若父母之類，一心緣之，倘有異念，攝之令還，使心想分明，見吾親人老者，受安之相，然後及於人之老者，乃至冤仇蠻貊，無不願其安樂。朋友少者，亦皆如是。

禪家謂之慈心觀，又謂之四無量心，功德最大。四無量者，慈、悲、喜、捨也。

初時慈念眾人，老者願貽之以安，朋友原貽之以信，少者願貽之以懷，心心相續，道力堅固，即於定心中，見所親愛人。受快樂之相，身心悅豫，顏色和適，了了分明，見親人得樂已。次見外人，乃至怨人，亦復如是，於定心中，見一人。次見十人，乃至千人萬人，及普天率土之人，悉皆受樂。

學者於定中，見外人受樂，而內定轉深，湛然無動，此名慈無量也。

世人與眾不和，初生為瞋，瞋漸增長，思量執著，住在心中，名為恨，此恨既積，欲損於他。名為惱，敗德損德，皆原於此，惟一慈心，能除瞋、恨、惱三事，以是知慈心功德無量也。

又，釋氏之慈有三等，眾生緣慈；法緣慈；無緣慈也。不利益一人，而求利益無數無邊之人，是為眾生慈。老者不獨思安其身，而兼思安其心，使之得受性真之樂，朋友少者皆然。此為法緣慈，若無緣慈，惟聖人有之。蓋聖人不住有為，亦不住無為，老則願安、友則願信，少則願懷，而吾亦不知其安，不知其信，不知其懷，所謂無緣慈，力赴群機也。

學者於慈定中，常念欲遂眾生諸願，見眾生受諸勞苦，心生憐愍，即發願救拔，先取一親愛人受苦之相，繫心緣之，慈悲無極。乃至一方四天下之人，皆見其受苦，而思濟拔，悲心轉深，湛然不動，是名悲無量也。

學者入悲定中，憐愍眾生，除苦與樂。爾時，深觀眾生，雖受苦惱，虛妄不實，本無消除，授以清淨妙法，令獲涅槃常樂，攝心入定，即見眾生，皆得受喜。亦初從親人，次徧天下，此名喜無量也。

學者從喜定中，思念慈，與眾生樂。悲，欲拔苦。喜，令懽喜。而計我能利益，不忘前事，即非勝行。譬如慈父益子，不求恩德，乃曰真親；又，念眾生得樂，各有因緣，不獨由我，若言我能與樂，則非不矜不伐之心；又，念慈心與樂，俱是空懷，在彼眾生，實不得樂，若以為實，即是顛倒；又，念眾生受苦，若有纖毫憂喜之生，即屬障礙，難得解脫。

我今欲清淨善法，不應著意必固我之法，今當捨此執戀，即發淨心，毫無憎愛，先取所親之人，見其亦得定力，受不苦不樂之相，了了分明，乃至十世五道，莫不皆爾，是為捨無量也。

國家圖書館出版品預行編目資料

因是子靜坐法：靜坐自學第一養生書 / 蔣維喬(因是子)著. -- 二版. --
臺北市：商周出版，城邦文化事業股份有限公司出版：
英屬蓋曼群島商家庭傳媒股份有限公司城邦分公司發行, 2024.10
304面；14.8 × 21公分
ISBN 978-626-390-268-8(平裝)
1.CST: 靜坐
411.15　　113012469

因是子靜坐法：靜坐自學第一養生書

原著書名 / 蔣維喬(因是子)
導讀 / 黃創華
實作指導 / 龔玲慧
責任編輯 / 陳名珉、魏麗萍

版權 / 吳亭儀
行銷業務 / 周丹蘋、林詩富
總編輯 / 楊如玉
總經理 / 彭之琬
事業群總經理 / 黃淑貞
發行人 / 何飛鵬
法律顧問 / 元禾法律事務所　王子文律師
出版 / 商周出版
城邦文化事業股份有限公司
台北市南港區昆陽街16號4樓
電話：(02) 2500-7008 傳眞：(02) 2500-7579
E-mail：bwp.service@cite.com.tw
發行 / 英屬蓋曼群島商家庭傳媒股份有限公司城邦分公司
台北市南港區昆陽街16號8樓
書虫客服服務專線：(02) 2500-7718、(02) 2500-7719
24小時傳眞服務：(02) 2500-1990、(02) 2500-1991
服務時間：週一至週五09:30-12:00、13:30-17:00
郵撥帳號：19863813　戶名：書虫股份有限公司
讀者服務信箱E-mail：service@readingclub.com.tw
歡迎光臨城邦讀書花園　網址：www.cite.com.tw
香港發行所 / 城邦(香港)出版集團有限公司
香港九龍土瓜灣土瓜灣道86號順聯工業大廈6樓A室
電話：(852) 2508-6231　傳眞：(852) 2578-9337
E-mail：hkcite@biznetvigator.com
馬新發行所 / 城邦(馬新)出版集團 Cité (M) Sdn. Bhd.
41, Jalan Radin Anum, Bandar Baru Sri Petaling,
57000 Kuala Lumpur, Malaysia
電話：(603) 90563833　傳眞：(603) 9057-6622

封面設計 / 周家瑤
内文排版 / 新鑫電腦排版工作室
印刷 / 韋懋印刷事業有限公司
經銷商 / 聯合發行股份有限公司
電話：(02) 2917-8022　傳眞：(02) 2911-0053
地址：新北市231028新店區寶橋路235巷6弄6號2樓

■2024年9月26日二版
定價 330 元

Printed in Taiwan
城邦讀書花園
www.cite.com.tw

ISBN　978-626-390-268-8(平裝)
EISBN　978-626-390-274-9(EPUB)

商周出版

廣告回函
北區郵政管理登記證
台北廣字第000791號
郵資已付，免貼郵票

115020台北市南港區昆陽街16號8樓

英屬蓋曼群島商家庭傳媒股份有限公司　城邦分公司

請沿虛線對摺，謝謝！

商周出版

書號：BK5101X　**書名：**因是子靜坐法：靜坐自學第一養生書　**編碼：**

請於此處用膠水黏貼

商周出版

讀者回函卡

線上版讀者回函卡

感謝您購買我們出版的書籍！請費心填寫此回函卡，我們將不定期寄上城邦集團最新的出版訊息。

姓名：＿＿＿＿＿＿＿＿＿＿＿＿＿＿＿＿ 性別：☐男 ☐女

生日：西元＿＿＿＿＿年＿＿＿＿＿月＿＿＿＿＿日

地址：＿＿＿＿＿＿＿＿＿＿＿＿＿＿＿＿＿＿＿＿

聯絡電話：＿＿＿＿＿＿＿＿＿＿ 傳真：＿＿＿＿＿＿＿＿＿＿

E-mail：

學歷：☐ 1. 小學 ☐ 2. 國中 ☐ 3. 高中 ☐ 4. 大學 ☐ 5. 研究所以上

職業：☐ 1. 學生 ☐ 2. 軍公教 ☐ 3. 服務 ☐ 4. 金融 ☐ 5. 製造 ☐ 6. 資訊

☐ 7. 傳播 ☐ 8. 自由業 ☐ 9. 農漁牧 ☐ 10. 家管 ☐ 11. 退休

☐ 12. 其他＿＿＿＿＿＿＿＿＿＿

您從何種方式得知本書消息？

☐ 1. 書店 ☐ 2. 網路 ☐ 3. 報紙 ☐ 4. 雜誌 ☐ 5. 廣播 ☐ 6. 電視

☐ 7. 親友推薦 ☐ 8. 其他＿＿＿＿＿＿＿＿＿＿

您通常以何種方式購書？

☐ 1. 書店 ☐ 2. 網路 ☐ 3. 傳真訂購 ☐ 4. 郵局劃撥 ☐ 5. 其他＿＿＿＿

您喜歡閱讀那些類別的書籍？

☐ 1. 財經商業 ☐ 2. 自然科學 ☐ 3. 歷史 ☐ 4. 法律 ☐ 5. 文學

☐ 6. 休閒旅遊 ☐ 7. 小說 ☐ 8. 人物傳記 ☐ 9. 生活、勵志 ☐ 10. 其他

對我們的建議：＿＿＿＿＿＿＿＿＿＿＿＿＿＿＿＿＿＿＿＿

＿＿＿＿＿＿＿＿＿＿＿＿＿＿＿＿＿＿＿＿

＿＿＿＿＿＿＿＿＿＿＿＿＿＿＿＿＿＿＿＿

【為提供訂購、行銷、客戶管理或其他合於營業登記項目或章程所定業務之目的，城邦出版人集團（即英屬蓋曼群島商家庭傳媒（股）公司城邦分公司、城邦文化事業（股）公司），於本集團之營運期間及地區內，將以電郵、傳真、電話、簡訊、郵寄或其他公告方式利用您提供之資料（資料類別：C001、C002、C003、C011 等）。利用對象除本集團外，亦可能包括相關服務的協力機構。如您有依個資法第三條或其他需服務之處，得致電本公司客服中心電話 02-25007718 請求協助。相關資料如為非必要項目，不提供亦不影響您的權益。】

1.C001 辨識個人者：如消費者之姓名、地址、電話、電子郵件等資訊。
2.C002 辨識財務者：如信用卡或轉帳帳戶資訊。
3.C003 政府資料中之辨識者：如身分證字號或護照號碼（外國人）。
4.C011 個人描述：如性別、國籍、出生年月日。

請於此處用膠水黏貼